Dr H. DEVILLE

le MÉDECIN POPULAIRE

Vénus

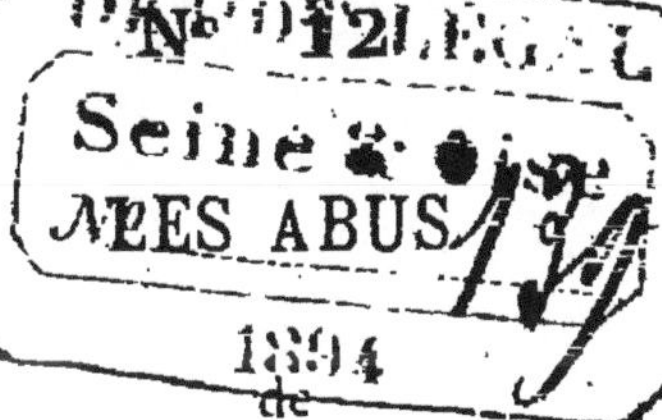

L'AMOUR

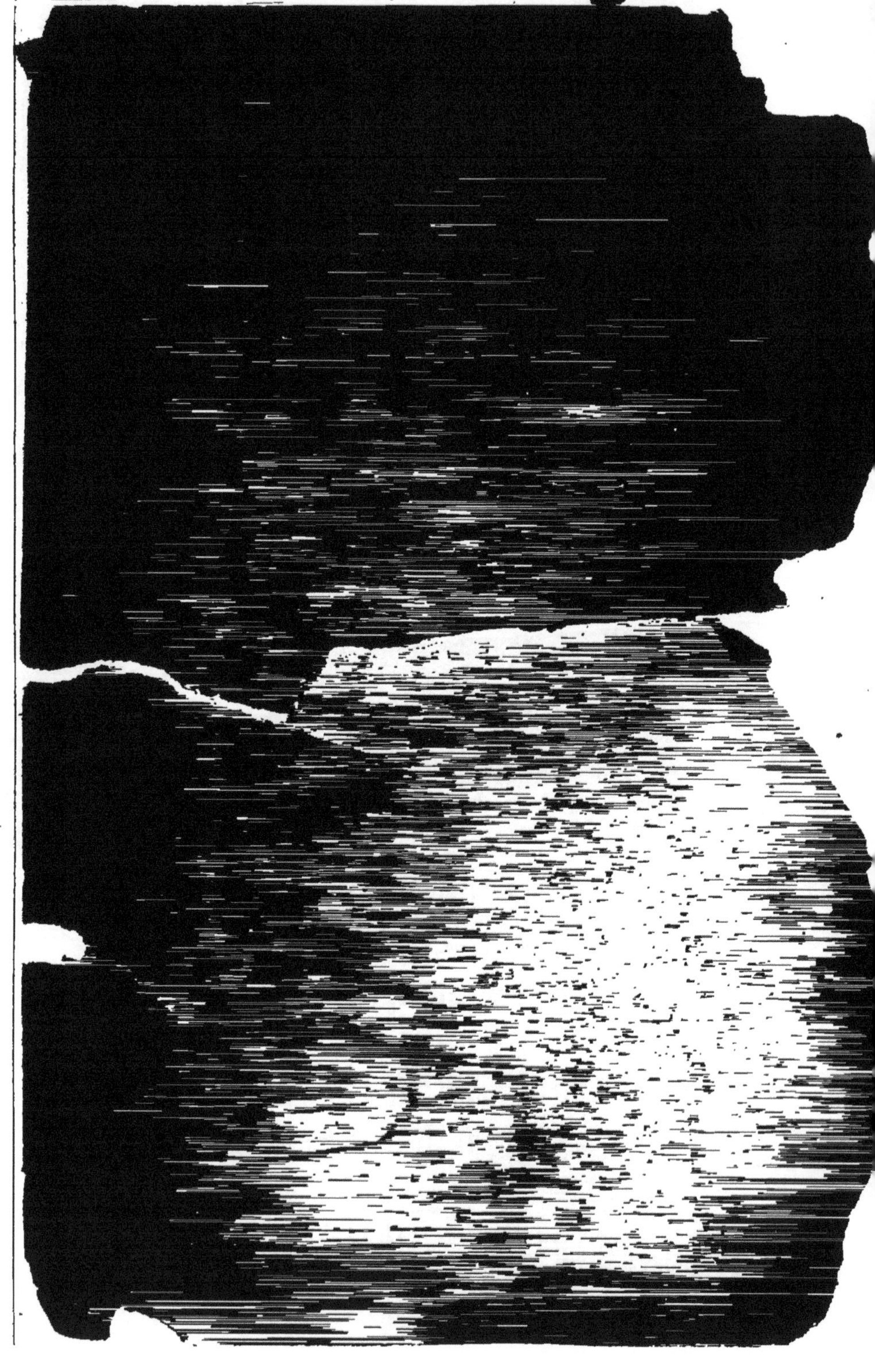

LES ABUS

DE L'AMOUR

XII

Dr HENRY DEVILLE

LE MÉDECIN POPULAIRE

LES ABUS
DE L'AMOUR

PARIS

L. BOULANGER, ÉDITEUR

90, BOULEVARD MONTPARNASSE, 90

LES ABUS
DE L'AMOUR

I

LES ABUS DE L'AMOUR

User et ne point abuser est une chose difficile en amour. Pourtant si on se rend compte des effrayants ravages faits sur l'organisme par l'abus de l'excitation vénérienne, on cherchera par tous les moyens à atténuer la passion.

La mélancolie, l'hystérie, l'hébétude, l'idiotie et même la folie, telles sont les conséquences des excès génésiques.

Un véritable fléau, c'est l'onanisme, qui affaiblit le moral et le physique et dégrade l'individu ;

C'est la main du plaisir qui creuse leur tombeau
Et bienfaiteur du monde, il devient leur bourreau.

Autour de ce funeste abus rayonne toute
une série de hideux excès, véritables aberrations génitales allant jusqu'au délire éro-
tique, ce n'est plus de l'amour, mais une
folie génitale.

Ces excès sont la plupart des vices solitaires que pourtant le médecin a lieu de
de constater et qu'il doit stigmatiser pour les
flétrir ; malheureusement dans ces cas étranges le mal est au-dessus de la tâche de
l'homme de l'art : il y a là vice de forme,
dégénérescence.

En parlant de *l'amour morbide*, nous cite-
rons des dégénérés impuissants a combattre
cette impulsion maladive, les conduisant
consciemment mais involontairement, à des
actes réprimables.

Nous serons conduit aussi à parler de la
licence et de la débauche de certains milieux
sociaux, et par conséquent des abus de l'a-
mour allant jusqu'au crime.

Que peut le médecin dans cette débâcle
de libertinage morbide? Avouons-le, bien

peu de chose; quelques conseils peuvent pourtant être utilement reçus.

Tous ces abus sont à combattre par une éducation morale et physique bien comprise.

Au moral, procurer à la jeunesse, et cela de bonne heure, de saines affections, lui montrer des exemples de pudeur et d'honnêteté, lui fournir de saines lectures qui fortifient une jeune intelligence.

Au physique, donner des distractions utiles, du mouvement, faire voyager, fatiguer un peu l'excès de vitalité.

Ainsi, l'homme ayant un moral sain, développé dans un corps sain, n'aura point lieu de montrer ces défauts morbides dont nous allons nous occuper.

II

LA MASTURBATION

De tous les abus de l'amour, la *mastur-bation* est sans contredit le plus terrible et aussi le plus pénible; cette excitation des organes génitaux, cette jouissance véné-rienne hors nature est en effet d'autant plus dangereuse, que l'on a incessamment la pos-sibilité de s'y livrer.

Cette passion des plaisirs solitaires chez les deux sexes est aussi nommée *onanisme.*

Voici comment Voltaire explique l'origine du mot onanisme :

« Judas avait marié son fils aîné, Her, à la Phénicienne Thanar. Her mourut pour avoir été méchant. Le patriarche voulut que son second fils Onan épousât la veuve : selon l'ancienne loi des Egyptiens et des Phéniciens, cela s'appelait susciter des enfants à son frère. Le premier-né du second mariage portait le nom du défunt, et c'est ce qu'Onan ne voulait pas. Il haïssait la mémoire de son frère, et pour ne point faire d'enfants qui portât le nom Her, il est dit qu'il jetait sa semence par terre. Or, il reste à savoir si c'était dans la copulation avec sa femme qu'il trompait ainsi la nature, ou si c'était au moyen de la masturbation qu'il éludait le devoir conjugal ; la Genèse ne nous apprend point cette particularité. Mais aujourd'hui, ce qu'on appelle communément le *péché d'Onan*, c'est l'abus de soi-même avec le secours de la main, vice assez commun aux jeunes garçons et même aux jeunes filles qui ont du tempérament. »

« Ce vice, dit Rousseau, dans ses *Confessions*, que la honte et la timidité trouvent si commode, a un grand attrait pour les imaginations vives : c'est de disposer, pour ainsi dire à leur gré de tout le sexe, et de faire servir à leurs plaisirs la beauté qui les tente, sans avoir besoin d'obtenir son aveu. »

C'est ce que les cyniques appelaient la chose indifférente et ce que nous nommons la manuélisation ou la masturbation ou encore manustupration.

Ce vice, en effet, est très répandu chez les enfants des deux sexes, et il constitue l'inconvénient le plus sérieux de l'éducation en commun. Il s'observe aussi chez les adultes qui n'ont pu se défaire des mauvaises habitudes contractées dans leur jeunesse ou qui, doués d'une nature ardente sont obligés de vivre dans la continence.

Les troubles les plus fréquents de l'onanisme sont l'appauvrissement du sang avec la perte d'énergie morale et corporelle qui en est la conséquence ; de là, les vertiges, les tintements d'oreilles, l'essoufflement, la débilité musculaire, l'affaiblissement de la mémoire, l'amaigrissement, les palpitations et la tristesse que l'on observe chez les masturbateurs.

Les habitudes onanistiques sont si tenaces qu'elles persistent parfois très longtemps en dépit de tous les efforts tentés pour les faire disparaître ; mais elles cèdent le plus souvent aux **premiers rapports sexuels normaux.**

C'est d'ailleurs le remède que Rousseau conseille à Emile :

« Si les fureurs d'un tempérament ardent deviennent invincibles, mon cher Emile, je te plains ; mais je ne balancerai pas un moment, je ne souffrirai pas que la fin de la nature soit éludé. S'il faut qu'un tyran te subjugue, je te livre par préférence à celui dont je veux te délivrer ; quoi qu'il arrive, je t'arracherai plus aisément aux femmes qu'à toi. »

Nous n'avons point à décrire ici un acte malheureusement aussi connu qu'il est honteux.

Nous nous proposons seulement d'indiquer les causes qui portent à s'y livrer, les funestes résultats que sa fréquente réitération ne manque guère d'occasionner, et enfin les moyens les plus convenables pour s'y opposer et pour remédier aux désordres pathologiques qui en sont si souvent la triste conséquence.

Ce sont surtout les enfants des **deux sexes** qui se livrent à ce vice qui, frappant ainsi la société dans les éléments qui doivent plus tard concourir à sa perpétuité par la génération, a une influence fatale tout à la fois pour l'individu et pour l'espèce.

Chez eux ce n'est pas l'accumulation du sperme dans les vésicules séminales qui agit; ce sont toujours d'autres causes très diverses qui les poussent à abuser d'eux-mêmes et de ce sixième sens dont l'éveil, suivant les lois de la nature, devait être consécutif au développement complet du corps.

La sensibilité anormale des organes génitaux, la prédominance d'action du système nerveux, la lecture de livres pernicieux et enfin le mauvais exemple sont les principales causes de l'onanisme jusqu'à la puberté. Ce sont elles qu'il faut combattre avec intelligence si on veut triompher d'un vice aussi redoutable. L'hyperesthésie génitale se rencontre, exceptionnellement il est vrai, dans l'âge le plus tendre. On a vu des enfants au berceau portés par l'instinct à des attouchements qui entretenaient leurs parties sexuelles dans un état presque permanent d'excitation. La satisfaction qu'ils en retiraient les conduisait à répéter les mêmes actes, dont ils ne pouvaient même soupçonner le danger.

Dans ces cas heureusement fort rares, la guérison est presque impossible, faute de moyens de correction convenables. Nous trouvons dans les Annales de la médecine plusieurs observations d'enfant de cinq, six et huit ans, morts des suites de la masturbation, en dépit de tous les efforts tentés pour les faire renoncer à leurs fatales habitudes.

Plus tard, la curiosité qui s'éveille et l'instinct d'imitation, très développé dans les premières années de la vie, peuvent conduire l'enfant à rechercher les vives sensations dont il entend parler. Beaucoup de ceux qui échappent aux danger de la première éducation dans la maison paternelle trouvent dans les établissements publics, où on les envoie chercher l'instruction, les exemples les plus désastreux. Nous sommes obligé de l'avouer, la corruption des mœurs est patente presque partout en dépit de la surveillance, et les enfants ne rougissent même pas des excès qu'ils s'avouent sans pudeur et auxquels ils se provoquent les uns les autres. C'est là bien certainement un des inconvénients majeurs de l'éducation en commun, inconvénient atténué d'ailleurs par d'immenses avantages.

Les jeunes filles ne sont pas plus exemptes que les jeunes garçons de la dépravation qui nous occupe, et les grandes amitiés du couvent ou du pensionnat, mal appréciées par des maîtresses trop crédules, cachent souvent des désordres et des raffinements inouïs.

Des liaisons trop intimes et la lecture de mauvais livres, tolérées par la plus coupable négligence, sont dans beaucoup de cas la source du mal qui, une fois né, ne tarde pas à se répandre avec une rapidité désespérante. Ne suffit-il pas, en effet, d'une élève corrompue pour initier les autres à la connaissance d'un vice qui doit perdre celles qui en prennent l'habitude ?

Nous ne pourrions parler, sans faire rougir le lecteur, des pratiques bizarres et des instruments variés avec lesquels les masturbateurs cherchent à se procurer de honteux plaisirs. Il y aurait pourtant un long chapitre à écrire sur les dangers auxquels ils s'exposent dans leurs manœuvres dépravées. La **douleur les a plus d'une fois obligés à faire**

appel aux ressources de la chirurgie et à
avouer, à leur grande honte, des excès que le
médecin le plus indulgent ne saurait excuser.

Laissons de côté ce sujet trop difficile à
traiter sans blesser de justes susceptibilités,
et occupons-nous des résultats immédiats,
mais tout aussi funestes, de l'onanisme.

Tous les médecins s'accordent à reconnaître
que la masturbation prédispose à un très
grand nombre de maladies. Elle ne tarde pas,
en effet, à jeter les individus qui s'y livrent
sans frein dans un état de faiblesse générale qui les rend plus accessibles à l'influence
des causes morbifiques. Mais elle a surtout
pour résultat le développement de la phthisie
avec consomption et l'apparition de troubles
variés du côté du système nerveux. Les fonctions digestives se dérangent bientôt chez
les individus qui abusent des plaisirs vénériens. Leur appétit commence par être plus
vif, et il semble que la nature cherche à ré-
parer ainsi, par une activité et une rapidité
plus grande de nutrition, les pertes qu'entraîne à sa suite, l'acte trop souvent réitéré
de la masturbation.

Mais l'excès d'alimentation ne remédie point à l'excès de dépense, et le masturbateur ne tarde pas à sentir ses forces diminuer, à perdre les couleurs de la santé, à maigrir, et, s'il est encore jeune, son organisme subit fatalement un arrêt de développement. Du reste, l'estomac se fatigue vite du surcroît de travail auquel il est condamné en vain, et il devient d'une susceptibilité extrême, qui se termine par une gastralgie rebelle ou par une véritable inflammation. Les digestions deviennent alors pénibles ou impossibles, et l'appétit se perd. Plus tard le tube intestinal s'affecte souvent de la même manière, ainsi que le démontre la diarrhée colliquative, si frégente dans ces cas.

Dès que la nutrition ne s'effectue plus régulièrement, l'anémie se révèle par symptômes habituels, c'est-à-dire le bruit de souffle carotidien au premier temps de la contraction du cœur, l'essoufflement, la dyspnée, les palpitations. Les yeux se cernent et s'excavent; la peau et les muqueuses se décolorent. Les malades deviennent paresseux; ils sont oppressés dès qu'ils marchent, et il leur arrive très facilement de tomber en syn-

cope. Leurs forces musculaires diminuent de
plus en plus, et on les voit marcher chance-
lants, le tronc déjà courbé, alors qu'ils sor-
tent à peine de l'adolescence. Ils sont vieillis
et portent tous les stigmates de la caducité à
l'heure où leur jeunesse devrait s'épanouir
dans toute sa fleur.

Du côté de l'intelligence, les troubles sont
encore plus accentués, s'il est possible.
L'émission de la liqueur séminale, ou la
simple convulsion des muscles éjaculateurs,
lorsque, à raison de l'âge du sujet, cette
émission ne peut avoir lieu, est suivie d'affaiblissement des facultés intellectuelles, en
même temps que de somnolence, de nausées,
de céphalalgie, et de prostration. Ces accidents, d'abord légers, se dissipent après
quelques instants de sommeil, mais ils deviennent de plus en plus marqués et perma-
nents, à mesure que le masturbateur abuse
davantage de lui-même. Chez lui le sentiment s'émousse avec l'imagination. Tout le
lasse, jusqu'au plus simple exercice de la
pensée. Il devient incapable du moindre travail intellectuel. Il s'aperçoit de sa déchéance
physique et morale, mais sa volonté a perdu

l'énergie nécessaire pour y remédier. A peine a-t-il porté sur lui-même une main coupable qu'il regrette amèrement son action honteuse. Mais les serments qu'il se fait à lui-même, il les oublie dès que ses organes à peine reposés peuvent lui promettre un nouveau moment de plaisir. Il tombe dans une langueur morale, corrélative à son épuisement physique. Toute étude, toute attention, tout travail lui devient à charge. La mémoire s'éteint. La mélancolie la plus profonde et l'hypocondrie s'emparent de lui. Le souvenir de ce qu'il a été, la pensée de ce qu'il aurait pu être, le jettent parfois dans une tristesse pleine de dégoût pour toutes les jouissances de la vie et peuvent le conduire au suicide. S'il ne se tue pas, il s'éloigne de la société, qui le méprise et à laquelle il se sent incapable de rendre le moindre service. Il suffit, enfin, de la vue des autres pour le faire rougir et pour le forcer à baisser les yeux.

Le système nerveux peut encore éprouver toujours sous l'empire des mêmes causes, d'autres perturbations non moins graves. Les **hallucinations, le délire et l'aliénation men-**

tale ne sont pas rares dans ces cas, ainsi que les médecins d'asile ont pu l'observer.

La sensibilité spéciale peut aussi se trouver particulièrement éprouvée; on voit alors les organes des sens, surtout celui de la vue, perdre insensiblement leur aptitude physiologique et devenir enfin inhabiles à remplir leurs fonctions. Divers auteurs dignes de foi, rapportent, en effet, des cas d'amaurose complète survenue dans ces conditions.

La sensibilité générale peut également être affectée de diverses manières. Il arrive parfois que l'exercice immodéré des organes générateurs, loin de jeter le système nerveux dans l'asthénie, l'irrite et développe des névroses ou des névralgies aussi bizarres que rebelles. Ce sont tantôt des spasmes hystériformes ou épileptiformes, des tremblements, des paralysies et de la léthargie ; tantôt c'est simplement une susceptibilité nerveuse extrême, portée au point de rendre très pénible l'impression la plus légère des corps extérieurs.

L'épilepsie franche est un des résultats les moins contestables des excès d'onanisme, et on ne sera pas surpris de ce fait, si on considère combien l'état spasmodique qui accompagne le paroxysme vénérien ressemble à l'état épileptique. Alors que l'excitation des organes génitaux est extrême, l'individu semble plongé dans un véritable accès convulsif, avec oubli de lui-même et de tout ce qui l'entoure. La nature, pour passer d'un genre de convulsions à l'autre, n'a donc qu'une faible distance à franchir.

Les mêmes remarques sont applicables au développement de l'hystérie chez la femme.

L'onanisme peut encore déterminer des désordres locaux très curieux du côté du cerveau, du cœur, des poumons, des organes générateurs et de ceux qui président à la phonation.

L'observation attentive de ce qui se passe au moment le plus voluptueux du spasme vénérien, des efforts qui l'accompagnent le plus ordinairement et de la rougeur qui s'empare du visage, démontre combien l'acte sexuel expose ceux qui s'y livrent, avec une trop grande fureur, ou à un moment inopportun, aux redoutables périls de la congestion cérébrale ou pulmonaire, et même à l'apoplexie. C'est ainsi que s'expliquent ces morts subites qui ont lieu pendant ou immédiate-

ment après le coït, lorsqu'on l'exerce à l'is-
sue d'un repas copieux.

Le masturbateur y est plus exposé que
tout autre, à cause du temps quelquefois très
long pendant lequel il se tient dans un état
de roideur générale et permanente de tout
le corps, lorsqu'il cherche à se procurer ces
honteux plaisirs.

Il s'expose aussi plus que personne aux
maladies du cœur et des gros vaisseaux,
aux palpitations, à l'hypertrophie cardiaque
et aux anévrismes. Une fois ces affections en
voie de développement, ces excès les aggra-
vent et courent le risque de les terminer su-
bitement de la manière la plus funeste.

C'est ce qui est arrivé plusieurs fois chez
les individus atteints de tumeurs anévris-
males.

Les congestions pulmonaires graves et
même mortelles ne sont guère moins à craindre à la suite de ces efforts violents, pendant
lesquels le sang s'accumule dans la poitrine.

L'onanisme produit aussi des changements
importants dans la structure et la sensibilité
des organes génitaux. Ainsi, les enfants qui
en ont contracté la funeste habitude, sont

remarquables par le développement trop précoce de ces parties. Chez les jeunes garçons, la verge et les bourses sont beaucoup plus volumineuses que l'âge du sujet ne le comporte ; chez les jeunes filles, on remarque également une plus grande longueur des lèvres vulvaires et du clitoris. Mais, dans l'un et l'autre sexe, ces organes ainsi développés prématurément, sont plus mous et plus flasques que dans l'état ordinaire, et leur érection est plus brute et moins énergique.

La masturbation a pour effet consécutif de hâter l'époque de la puberté chez les deux sexes. Ainsi, il n'est pas rare de voir des garçons de neuf à dix ans, dans nos climats, dont le pubis est couverts d'un duvet assez épais, et dont les testicules sécrétent du sperme, encore limpide, il est vrai, mais mal préparé.

Ces remarques sont de la plus haute importance dans la pratique de la médecine, puisque dans le cas où l'état de la santé d'un sujet fait présumer qu'il se livre à l'onanisme, l'aspect et le développement de ses parties génitales pourront, dans un très grand nombre de circonstances, changer ces présomptions en certitude, et indiquer l'emploi des moyens propres à le corriger de cette pernicieuse habitude.

Le catarrhe vésical, la blennorrhagie et le cancer utérin en sont des effet plus rares que les précédents, mais dont il existe cependant beaucoup d'exemples.

Il en est de même de la spermatorrhée, c'est-à-dire des pertes séminales involontaires, ainsi qu'on a pu s'en assurer non seulement au moyen des observations faites sur l'homme, mais encore à l'aide de celles qui ont été prises sur les animaux. C'est ainsi que tous les vétérinaires reconnaissent que les pollutions qui affectent les étalons dépendent presque toujours des saillies trop prolongées ou trop rapprochées.

La physiologie a signalé depuis longtemps le lien sympathique et mystérieux qui unit entre eux les deux appareils de la génération et de la phonation. Tout le monde sait qu'elle transformation l'approche de la puberté détermine du côté de la voix, et comment, après avoir été rauque pendant quelque temps à cette époque critique, elle finit par prendre chez l'homme un timbre plus grave que chez l'enfant.

Les mêmes modifications ont lieu chez la femme, bien qu'elles soient un peu moins sensibles chez elle.

Elles font défaut au contraire chez les castrats, dont la voix demeure toujours enfantine. C'est là un fait si bien connu, que l'ablation des organes génitaux a longtemps été pratiqué en Italie, à Rome surtout, chez les jeunes gens destinés au théâtre ou à la chapelle sixtine.

Il ne faut donc pas s'étonner qu'il se passe, à la suite de l'exercice immodéré des parties génitales, des phénomènes particuliers du côté de la phonation, et que les masturbateurs soient, jusqu'à un certain point, reconnaissables à leur voix.

D'une part, leur larynx troublé dans son développement ne rend plus que des sons rauques, voilés ou criards ; d'autre part, leur voix manque d'étendue par suite du peu d'air que le thorax, ordinairement étroit chez eux, est susceptible d'expirer.

Enfin, la phthisie si fréquente à la suite de

l'onanisme ne fait qu'accroître ces troubles de l'appareil vocal.

Les médecins anciens et modernes qui ont écrit sur le sujet qui nous occupe se sont demandé si les désordres consécutifs à l'onanisme reconnaissaient pour cause la perte matérielle du sperme qui résulte de cet acte. Beaucoup pensent qu'il en est ainsi, et leur opinion est surtout répandue dans le monde.

La plupart des personnes regardent la liqueur séminale comme une matière précieuse dont l'influence agit favorablement sur l'organisme. Cette manière de voir est juste, et il est certain que sa présence dans les vésicules séminales paraît stimuler l'économie tout entière, augmenter la force avec le courage et imprimer aux forces intellectuelles une activité particulière.

Il ne faut pourtant pas que le sperme s'accumule en trop grande quantité et trop longtemps dans les réservoirs destinés à le contenir car s'il ne survient pas de pollutions volontaires ou non, il pourra se produire des phénomènes graves dûs à l'excès de continence et à la pléthore séminale.

Comme il est vrai que la nature garde en

toutes choses un juste milieu, il est également certain que trop ou trop peu de sperme peuvent être pour la santé une cause de dérangement.

Ce n'est pourtant pas l'émission spermatique qui est surtout pernicieuse, c'est plutôt l'épuisement nerveux et la fatigue musculaire qui suivent la masturbation. C'est là un fait incontestable que démontrent les funestes effets de l'onanisme chez les enfants et chez les femmes, qui ne perdent pourtant aucun liquide constituant de l'économie, car nous ne pouvons compter pour tel le mucus excrété dans quelques cas.

« Nous avons connu un jeune homme, dit le médecin Fournier, qui, en se livrant à cette funeste pratique, comprimait, au moment de l'éjaculation, la partie la plus reculée du canal de l'urètre, et s'opposait avec tant d'efficacité à la sortie du sperme que, non seulement il ne s'en échappait pas une seule goutte pendant la contraction spasmodique des muscles du périnée, mais que l'urine évacuée immédiatement après n'en présentait aucune trace; cependant la fatigue qui succède aux efforts de ce genre était, malgré ces précautions, aussi grande; les forces diminuaient aussi réellement, et la maigreur faisait des progrès aussi rapides que si l'évacuation spermatique eût été complète. »

En parlant ici de l'onanisme, nous avons spécialement envisagé cette habitude dans l'enfance ou l'adolescence, parce que c'est alors qu'elle exerce ses plus cruels ravages sur l'organisme. Toutefois, cette passion s'empare souvent des adultes.

On l'observe surtout chez ceux de l'un ou de l'autre sexe qui sont obligés par des nécessités de divers ordres de vivre dans le célibat.

Elle est plus fréquente chez les peuples du Midi que chez ceux du Nord, pour plusieurs raisons. La première est la chaleur du climat, qui engage par elle seule aux excès vénériens. La seconde tient à l'organisation sociale de plusieurs contrées méridionales. C'est ainsi que les femmes, réunies en grand nombre dans les sérails d'Orient, charment leurs loisirs et suppléent par la masturbation aux jouissances légitimes de l'amour dont elles sont privées.

Les habitudes onanistiques sont, comme

les maladies, plus fac.les à prévenir qu'à guérir lorsqu'elles sont une fois invétérées.

Il importe d'éviter tout ce qui pourrait éveiller chez les enfants une curiosité malsaine. On y arrivera par une prudence et un respect sans bornes pour leur innocence, comme aussi par une surveillance attentive des domestiques qui les entourent et généralement de toutes les personnes qui les approchent.

Trop souvent, en effet, ce sont des serviteurs, jaloux de se concilier leurs bonnes grâces ou incapables de se contraindre devant eux dans leurs paroles et même dans leurs actions, qui leur apprennent à connaître le mal et les provoquent à d'infâmes abus.

Plus tard, c'est aux chefs d'institution qu'incombe le devoir de faire respecter chez eux les bonnes mœurs.

Un excellent moyen à employer dans les collèges pour détourner les jeunes gens d'une observation trop minutieuse de leurs sensations est la gymnastique, et généralement tous les exercices susceptibles de fatiguer le corps. On réussit ainsi à apaiser les transports de l'imagination, à procurer du sommeil et à détourner les adolescents de cette inquiétude vague qui s'empare d'eux à une certaine époque.

Lorsqu'un état général de langueur, de pâleur et de maigreur, joint à la fétidité de l'haleine et à la présence autour des yeux d'un cercle bleuâtre plus ou moins étendu, fait présumer qu'un enfant a contracté des habitudes vicieuses, il faut le surveiller minutieusement, et, si on le prend sur le fait, le corriger par des moyens convenables, qui doivent varier suivant son âge, suivant sa constitution et suivant l'état de ses facultés intellectuelles.

S'il est trop jeune pour apprécier les motifs qui doivent le détourner de son action, il faut agir sur lui par des moyens physiques, tels que les bains tièdes sédatifs, les lotions calmantes sur les parties génitales, si celles-ci sont irritées, une alimentation douce et enfin des corrections corporelles.

On pourra même recourir avec avantage à divers appareils mécaniques propres à l'empêcher d'abuser de lui-même.

Lorsque le masturbateur plus âgé peut comprendre son intérêt, il faut lui faire une peinture vive des maux auxquels il s'expose, lui représenter comment il gaspille ses forces et comment il s'expose à perdre avec la santé l'intelligence elle-même.

Exaltez son esprit par tous les moyens possibles et cherchez à y faire naître des sentiments généreux, capables de l'arracher à sa triste passion. Ces moyens, pour triompher plus sûrement, devront être aidés par diverses pratiques physiques salutaires, comme la chasse, les jeux qui nécessitent de l'exercice, le travail aux champs ou dans les jardins, la gymnastique, la danse, l'équitation, l'escrime, la natation, etc.

On lui recommandera en même temps d'éviter la solitude et la lecture des livres érotiques.

Plus tard enfin, quand la sécrétion spermatique provoque le malade à abuser de ses organes, on peut lui recommander l'usage modéré des plaisirs légitimes de l'amour. Le mariage peut être alors un remède héroïque, et il a réellement guéri plus d'un malheureux perdu sans cette ressource.

Ajoutons que les diverses maladies nées sous l'influence de la masturbation doivent

être traitées absolument comme si elles dé-
pendaient de toute autre cause.

On ne saurait mieux terminer cet aperçu
général de l'onanisme qu'en rapportant un
exemple frappant tiré du livre de Tissot.
« L. D..., horloger, dit-il, avait été sage et
avait joui d'une bonne santé jusqu'à l'âge de
dix-huit ans. A cette époque, il commença à
se livrer à la masturbation, qu'il réitérait
jusqu'à huit fois par jour. L'éjaculation était
toujours précédée et accompagnée d'une légère perte de connaissance et d'un mouvement convulsif dans les muscles de la tête,
qui la retiraient fortement en arrière, pendant que le cou se gonflait extraordinaire-
ment. Il ne s'était pas écoulé un an qu'il
commença à sentir une grande faiblesse après
chaque acte. Cette avis ne fut pas suffisant
pour le corriger : son âme, déjà livrée tout
entière à ces infamies, n'était plus capable
d'autres idées, et les réitérations de son
crime devinrent tous les jours plus fréquen-
tes, jusqu'à ce qu'il se trouvât dans un état
qui lui fit craindre la mort. Sage trop tard,
le mal avait déjà fait tant de progrès, qu'il
ne pouvait être guéri, et les parties géni-

tales étaient devenues si irritables et si faibles qu'il n'était plus besoin d'un nouvel acte
de la part de cet infortuné pour faire épan-
cher la semence. L'irritation la plus légère
procurait sur-le-champ une érection impar-
faite, qui était immédiatement suivie d'une
évacuation de cette liqueur, qui augmentait
journellement sa faiblesse. Le spasme qu'il
n'éprouvait auparavant que dans le temps de
la consommation de l'acte, et qui cessait en
même temps, était devenu habituel, et l'atta-
quait souvent sans aucune cause apparente
et d'une façon si violente que, pendant tout
le temps de l'accès, qui durait quelquefois
quinze heures et jamais moins de huit, il
éprouvait, dans toute la partie postérieure
du cou, des douleurs si violentes qu'il pous-
sait, non pas des cris, mais des hurlements;
il lui était impossible, pendant tout ce temps,
d'avaler rien de liquide ou de solide. La voix
était devenue enrouée; mais je n'ai pas re-
marqué qu'elle le fut davantage dans le
temps de l'accès. Il perdit totalement ses
forces; obligé de renoncer à sa profession,
incapable de tout, accablé de misère, il lan-
guit presque sans secours pendant quelques

mois; d'autant plus à plaindre qu'un reste de
mémoire, qui ne tarda pas à s'évanouir, ne
servait qu'à lui rappeler sans cesse les causes de son malheur et à l'augmenter de toute
l'horreur des remords. J'appris son état, je
me rendis chez lui; je trouvai moins un être
vivant qu'un cadavre gisant sur la paille,
maigre, pâle, sale, répandant une odeur in-
fecte, presque incapable d'aucun mouvement.
Il perdait souvent par le nez un sang pâle et
aqueux; la bave lui sortait continuellement
par la bouche; attaqué de la diarrhée, il rendait les excréments dans son lit, sans s'en
apercevoir; le flux de semence était conti-
nuel; les yeux chassieux, troubles, éteints,
n'avaient plus la faculté de se mouvoir; le
pouls était extrêmement petit, vite et fré-
quent; la respiration très gênée, la maigreur
excessive, les pieds œdémateux. Le désordre
de l'esprit n'était pas moindre : il était sans
mémoire, sans idées, incapable de lier deux
phrases, sans réflexion, sans autre sentiment
que celui de la douleur, qui revenait avec
les accès au moins tous les trois jours. Etre
bien au-dessous de la brute, spectacle dont
on ne peut concevoir l'horreur, l'on avait

peine à reconnaître que ce malheureux avait appartenu autrefois à l'espèce humaine. »

Malgré le traitement antispasmodique et les soins du docteur Tissot, le malade succomba au bout de quelques jours. Cette observation n'a pas besoin de commentaire ; elle montre d'une manière évidente les terribles effets de l'onanisme sur la constitution, et, en montrant directement aux enfants ces affreux ravages d'une passion qui les enchaîne, on agirait peut-être plus sur leur imagination, qu'en leur opposant les principes d'une religion à laquelle souvent ils ne croient pas.

III

TRIBADIE

Nous venons de parler de la masturbation, il nous faut maintenant entreprendre un sujet tout aussi pénible, parler de la *tribadie*, c'est-à-dire de la dépravation du sens génital, qui pousse certaines femmes à rechercher les caresses des personnes de leur sexe.

C'est surtout par l'onanisme luigual qu'elles satisfont leur instinct pervers.

Cette débauche féminine est malheureusement fort répandue de nos jours dans toutes les classes de la société ; elle a servi de thème à plusieurs romans célèbres.

Dans l'antiquité cette perversion était fré-

quente ; à Rome, si l'on en croit différents
passages des poètes satiriques, la tribadie
était fort commune : Martial en parlant de la
tribade Bassa s'exprime ainsi : « Comme je
ne voyais jamais dans ta société, Bassa, personne de l'espèce masculine ; comme la chro-
nique ne te donnait aucun amant ; comme ce
n'était que de ton sexe, sans le mélange d'un
seul homme, que tu recevais les services
dont tu as besoin, je l'avoue, tu passas à
mes yeux pour une Lucrèce ; et cependant,
ô crime ! Bassa, tu étais une ardente débau-
chée. Tu oses associer ensemble deux cein-
tures de Vénus ; et ta passion, par une espèce
de prodige, te fait jouer le rôle d'un homme.
Tu as créé un monstre digne de la royauté
des héros de Thebès, en commettant un
adultère, sans le concours d'un être masculin. »

A combien de femmes, ces paroles ne
pourraient-elles pas être appliquées encore
aujourd'hui.

Chez les Grecs, on donnait le nom de tri-
bades aux jeunes Lesbiennes qui, à l'exemple
de Sapho, avaient fait vœu de sacrifier à
énus sans le concours des hommes,

De là les noms de *saphisme* et de *les-
biennerie*, employés comme synonyme de tribadie

IV

ABERRATIONS GÉNITALES

L'aberration génitale est presque une folie, elle pousse l'individu aux abus les plus étranges.

Sous les empereurs romains, les femmes se livraient aux plaisirs solitaires avec des images de l'organe virile, appelées priapes où phallus de (φαλλος pennis), que les plus raffinées saupoudraient de poivre. On peut voir, au musée de Naples, plusieurs spécimens de ces appareils qui ont été trouvés dans les ruines de Pompéi et d'Herculanum. Cette coutume existait déjà chez les Hébreux, si l'on en crois Ézéchiel, qui s'adresse à son peuple, il lui dit : vous faites des images viriles, et vous avez forniqué avec ces objets.

Il paraît que, de nos jours, les images masculines se vendent publiquement à Tien-Tsin ; elles sont formées d'un mélange gommo-résineux d'une certaine souplesse et colorées en rose. M. Pouillet raconte, qu'un de ses amis, M. Vatremez, a vu représenté, sur un théâtre de Tien-Tsin, la scène suivante : Une femme, jeune et ardente, fait entendre à un vieillard, cacochyme et impuissant, son mari, qu'il la néglige complètement ; celui-ci sort aussitôt, revient tout joyeux, en lui présentant un phallus gommo-résineux, et il semble lui dire : *Voici ce dont beaucoup de femmes, dans votre cas, se contentent : faites comme elles.*

Les excès de l'onanisme produisent sur l'économie des désordres fâcheux, mais la plupart des ouvrages qui traitent de ce sujet exagèrent le mal et dépassent le but moralisateur qu'ils se proposent. Ainsi, le Talmed prétend qu'un homme qui s'était livré à la masturbation se dessécha, si prodigieusement le cerveau qu'on entendait cet organe vasciller dans le crâne. Esquirol, d'autre part, assure que l'aliénation mentale, chez les riches, provient le plus souvent de l'onanisme. Tissot est aussi tombé dans de semblables exagérations.

C'est à l'ensemble de ces désordres qu'Hippocrate donnait le nom de *tabes dorsalis* ou de consomption dorsale : « Cette maladie, dit-il, naît de la moelle de l'épine du dos. Elle attaque les jeunes mariés ou les libidineux. »

Il existe encore d'autres formes toute particulière de l'aberration sexuelle, les perversions génitales périodiques. Vous trouverez, dit Brouardel, des pères de familles très honorables qui sont pris, à des intervalles de temps variable, d'un accès de lubricité anomale, durant de huit à dix jours. Ils prétextent un voyage, vont louer une chambre dans une ville où ils ne sont pas connus et se satisfont sur des petits garçons ou même sur des animaux qu'ils attirent chez eux. Ce sont d'ailleurs, en temps ordinaire, d'excellents maris, ne jouissant que du spasme légitime. M. Tardieu a fait le portrait du pédéraste : un petit jeune homme grassouillet, blond, ayant l'air d'une jeune fille lorsqu'il est habillé en femme, et ce n'est là qu'un des types. Le second est représenté par ces indi-

vidus, qui ont des accès de manie, analogue
à la dispsomanie, absolument corrects dans
leur vie habituelle et toujours très honteux
de leur situation. Ils viennent au médecin
humiliés et ayant horreur d'eux-mêmes. Ce
remord absent chez l'un et très vif chez
l'autre, est le caractère distinctif entre les
deux types. La thérapeutique est restée jusqu'à ce jour entièrement impuissante devant
ces vesanies.

Si vous voulez savoir jusqu'à quel point
les accès de ce genre peuvent prendre possession d'un homme, je vous citerai le fait
d'un ingénieur de Trieste, qui avait l'habitude d'aller à Vienne, au moment de ses
accès annuels, où il exerçait le coït pendant
huit jours avec des bêtes. Une année, retardé
par le conseil d'administration de sa compa-
gnie, il monte en chemin de fer un jour trop
tard et obéissant, en route, à une impulsion
invincible, il descend à une petite station, se
dirige vers l'abattoir, mais ne trouvant pas
de chien, il entre comme un fou dans une
maison et viole une vieille femme. Remar-
quez que s'il n'avait pas été en proie à un état
psychique particulier, il se serait satisfait

d'une façon quelconque, soit par la masturbation, soit en allant dans une maison de tolérance. Généralement, les individus atteint de ces obsessions, prennent de grandes précautions pour les cacher. Aussi, dit Brouardel, j'en connais plus comme clinicien que comme médecin légiste. Passons aux aberrations génitales acquises.

Après le siège, M. Sainte-Claire Deville insista beaucoup sur la multiplication et la contagion des faits de pédérastie dans les collèges et il s'en suivi une grande campagne contre l'internat. Comment des hommes, disait-on, ont-ils l'idée de faire pour leurs enfants ce qu'ils ne feraient pas pour des boucs ? Tout ce qu'on peut répondre, c'est que dans l'état actuel des choses, il est à peu près impossible de faire autrement. On a bien dit qu'il devait y avoir des individus, des ecclésiastiques par exemple, prenant chez eux, en pension, un certain nombre de jeunes gens, qui jouiraient d'une liberté relative. Mais cette modification serait très difficile à établir, ici les sujets n'ont pas par eux-mêmes des aptitudes irrégulières. Ils les ont contractées par une sorte de déviation qui résulte

des circonstances. Où les rencontrent-t-on en
effet. Dans les internats, les prisons, les ca-
sernes, surtout les garnisons isolées, sur les
navires, où ils ne trouvent pas la satisfaction
naturelle de leurs appétits.

Dans l'histoire ancienne, vous vous rappe-
lez le fait que Flaubert a repris dans Salam-
bô, d'un régiment de Carthaginois refusant
de marcher contre une légion en révolte où
ils ont leurs amis. Aujourd'hui, pour peu
que vous vous avanciez vers le midi, vous
verrez dans les compagnies de discipline, en
Algérie, en particulier chez les turcos, ce
spectacle d'individus se promenant toujours
deux à deux, se tenant par la main, qui laisse
à soupçonner un ménage irrégulier. J'ajoute,
à titre de corollaire, que si j'étais consulté,
jamais je ne laisserais installer une école
d'enfants au milieu d'une caserne. Lorsque
ces jeunes gens se sont développés ainsi
dans le sens de la pédérastie, ils forment
entre eux des groupes et des cercles. Ils con-
sentent vite à accepter des cadeaux et tom-
bent peu à peu dans une abjection complète.
Certains ont la spécialité des rapprochements
par la bouche, ce sont les *fellatores*,

D'autres, s'introduisent des corps étrangers dans l'urèthre bien volontairement, ne trouvant plus de satisfaction dans les moyens naturels, ils titillent leur canal avec des crayons, des portes-plumes, des tuyaux de pipe, des tubes à baromètre, etc.

Le plus souvent, les porteurs de corps étrangers de l'urèthre, n'ont donc qu'à s'en prendre à eux-mêmes : pas toujours cependant. On a vu des filles introduire dans la verge d'un alcoolique des haricots et même des fèves de marais.

Pour donner une idée de la rage que peut amener la masturbation, on peut citer le cas rapporté par le docteur Sernin, d'un pâtre qui se titillait avec une branche d'arbre, et à mesure que le frottement rendait l'endroit calleux et insensible, il se fendait la verge avec un couteau pour pouvoir aller plus loin. En sorte qu'il avait fini par se faire une verge bifide, l'ayant divisée en deux jusqu'à la racine du pubis. Enfin, son morceau de bois lui échappa et tomba dans la vessie où il provoqua une cystite et une incrustation.

Quelquefois, le corps étranger est en dehors. C'est ainsi qu'un individu s'était engagé

la verge dans le goulot d'une carafe. Il fut
facile de casser la carafe, mais on eut toutes
les peines du monde à dégager le goulot à
cause du danger des blessures du corps
spongieux. Un magistrat ayant introduit sa
verge dans le robinet d'une cabine de bains,
fut obligé d'appeler du secours et de faire
scier le robinet et de partir avec la virole.

Chez la femme on a trouvé des étuis, des
épingles à cheveux, des compas, des vis, etc.,
etc.

Le Dr Brouardel en cite deux cas : « Dans
le premier, il s'agissait d'une femme hystérique de la Vendée, qui accusait deux jeunes
gens d'avoir accompli sur elle des tentatives
de viol et de lui avoir introduit des cailloux
et des clous dans le vagin. Le premier médecin avait accepté son dire comme argent
comptant, mais comme elle rendait indéfini-
ment les susdits objets, on put enfin affirmer
qu'on avait affaire à une hystérique simula-
trice.

« Dans un second cas, j'ai su confidentiel-
lement par des gens de la Morgue que, dans
une rue avoisinant la rue des Anglais, il
existe un cabaret ou *on boit sa roulée*, c'est

à-dire qu'on est attaché sous le tonneau par une sous-ventrière qui vous soutient quand vous êtes plein, mais où il y a aussi une femme ayant la spécialité de s'introduire dans le vagin une bouteille à laquelle on a le singulier plaisir de venir boire. Je vois sous cette forme une déviation intellectuelle et génésique particulière, et il y aurait là un recueil à faire, curieux au point de vue de l'appréciation mentale des sujets. »

Les actes relatifs à l'introduction des corps étrangers ont lieu presque toujours chez des gens ayant obéi à une aberration génésique.

Quelquefois, le médecin se trouve en présence d'actes de bestialité, c'est-à-dire des rapports génitaux entre l'homme ou la femme et un animal. La Bible rapporte des faits de ce genre et, pendant les croisades le coupable était condamné à mort.

Tardieu raconte qu'un habitant de la rue des Gravilliers pratiquait le coït avec des poules d'un de ses voisins. Le cloaque se trouvait déchiré et les poules mouraient, ce qui désolait le propriétaire, qui finit par prendre le coupable en flagrant délit.

Hoffmann cite le cas d'un domestique accusé d'avoir des rapports avec une jument, chez lequel on trouva, en effet, le poil de la jument entre le prépuce et le gland.

Mais ordinairement c'est avec des chèvres ou des chiens que la chose se passe. Hoffmann fut appelé comme expert auprès d'une chèvre mourante ayant une dislocation des os du bassin, qui aurait été, pensait-on, mise dans cet état par les approches d'un individu. Il déclara la chose absolument impossible.

Les rapports avec les chiens peuvent avoir lieu entre chien et femme et entre chien et homme. Pfaff rapporte le fait d'une jeune domestique soupçonnée de bestialité pour s'être enfermée dans une chambre avec un chien. On trouva un poil de l'épagneul noir dans les poils du pubis, mais la preuve était insuffisante.

Nous nous arrêtons là sur ces faits étranges de bestialité et d'aberrations génitales.

Nous avons déjà trop parlé **de** ces faits répugnants.

V

FÊTES ÉROTIQUES

L'amour dans l'antiquité et même de nos jours a ses fêtes. Ces solennités étranges ne sont que des manifestations brutales en l'honneur des organes génitaux considérés comme emblème du principe générateur.

L'adoration des organes génitaux est commune à tous les cultes primitifs. Les vieilles civilisations, égyptienne, phénicienne, judaïque, assyrienne, indoue, nous ont laissé des traces non équivoques de leur commune vénération pour ce simulacre, qui eut sa place dans les cérémonies religieuses de la Grèce et de Rome, et dont le souvenir sacré n'est pas encore effacé dans l'Inde.

Avant de passer rapidement en revue les
différentes phases du culte phallique, il n'est
pas inutile de faire remarquer que dans ces
différents milieux, le phallus fut longtemps
un symbole auguste, vraiment religieux et
saint, et que les obscénités qu'a pu grouper
autour de lui la vieillesse des peuples, ne
peuvent être imputées à son origine et à son
symbolisme primitif.

Quelle est la plus ancienne manifestation
du phallus comme symbole religieux ? Question qu'il est impossible de résoudre, mais
qui perd son importance, quand on songe
qu'une simultanëité, indépendante de toute
influence, a dû fournir le même symbole pour
exprimer la même idée physique.

L'Egypte nous offre jusqu'ici les plus antiques monuments du culte phallique; c'est
donc par l'Egypte que nous allons commencer.

Dans cette terre des mythes, le phallus
était placé dans les temples; cette image rap-
pelait le membre viril du taureau, d'Apis, et
non celui de l'homme. Hérodote précise le
rôle qu'y jouait alors le phallus : « Les Egyptiens, dit le père de l'histoire, célèbrent la

fête de Bacchus (Osiris) à peu près de la
même manière que les Grecs; mais, au lieu
du phallus, ils ont inventé des figures d'environ une coudée de haut, qu'on fait mouvoir
par le moyen d'une corde. Les femmes portent dans les bourgs et les villages, ces figures, dont le membre viril n'est guère moins
grand que le reste du corps et qu'elles font
remuer. Un joueur de flûte marche à la tête.
Elles le suivent en chantant. »

Remarquons que le phallus était porté en
triomphe lors des fêtes d'Osiris, divinité solaire, et que, dans ce cas, ce symbole expri-
mait la puissance fécondante de l'astre bien-
faisant, sans lequel la vie n'existerait pas. Au
reste, Plutarque, après avoir indiqué qu'Osiris était figuré avoir trois phallus, donne la
raison de cette représentation : « Ce dieu est
le principe de la génération, et tout principe,
par sa faculté productive, multiplie tout ce
qui sort de lui. » Le phallus conservait son
caractère hiératique et sacré dans les cérémonies privées.

Vivant Denon raconte qu'un phallus de pro-
portions plus qu'humaine et qui devait pro-
venir d'un taureau avait été embaumé et

placé dans la sépulture d'une femme, où on
l'a trouvé posé sur la partie correspondante
de cette momie féminine.

La légende d'Osiris et de Typhon, dont le
mythe recouvre des vérités physiques et des
vérités morales, se rattache par tout un côté
à la religion phallique. Cette religion dura
jusqu'au iv⁰ siècle de l'ère moderne; quand,
en 389, l'évêque Théophile détruisit par la
violence, au nom du nouveau Dieu, les monuments de la sagesse égyptienne, les représentations phalliques se réfugièrent dans la
profondeur des puits, dans l'ombre des né-
cropoles, et l'historien Socrate déclare, plusieurs siècles après, avoir vu avec horreur
« des figures infâmes » dans les souterrains
du temple de Bacchus.

Les Hébreux empruntèrent aux Egyptiens
le dieu générateur Apis et le culte du phallus.
Ils lui donnèrent une assez grande extension,
puisque la mère du roi en était la prêtresse;
que Aza les dépouilla de cette divinité, brisa
les simulacres offerts à l'adoration des fidèles
et brûla les ustensiles du culte dans le lit
desséché du Cédron. Ezéchiel reproche à son
tour au peuple infidèle les mêmes erreurs :

« Vous avez pris des objets de parure, des vases d'or et d'argent qui m'appartenaient, et vous en avez fait des images viriles et vous avez forniqué avec ces images. » Le phallus hébraïque Mipheletzeth fut pendant neuf cents ans, le rival souvent victorieux de Jehovah.

Lucien, dans le *Traité de la déesse Syrienne,* mentionne l'existence, devant le temple d'Hiérapolis, de deux phallus de dimensions colossales, portant cette inscription : « Bacchus (Osiris) a élevé ces phallus à Junon (Isis), sa belle-mère. » Tous les ans, durant sept jours et sept nuits, un prêtre se tenait, priant, au sommet de l'un de ces phallus. En Phénicie, ce simulacre était également en honneur; là il y avait un caractère solaire évident.

Le mythe d'Adonis, dont les parties génératrices sont tranchées par la dent d'un sanglier, est la plus complète et la plus claire manifestation de cette idée physique. Le bel Adonis, que les filles de Sydon pleurèrent ensuite avec des préoccupations de plus en plus étrangères à l'astronomie, guéri de sa blessure, consacra le phallus, image de la partie blessée; et c'était une grande joie à Byblos que la résurrection du dieu Soleil, le retour de toute la nature à la virilité, que l'hiver avait éteinte.

La Phrygie offre également le mythe d'un dieu solaire et phallique, Atis.

En Assyrie, comme en Phénicie, le phallus figurait dans les mystères et dans les pompes religieuses. Alexandre, Polyhistor, en parlant du temple de Bélus, à Babylone, et des idoles variés et monstrueux qui s'y trouvaient, dit qu'une de ces idoles avait deux têtes, l'une appartenant à l'homme et l'autre à la femme, ainsi que les parties de la génération des deux sexes. « Les membres destinés à la génération, dit le géographe Ptolémée, sont sacrés chez les peuples de l'Assyrie et de la Perse parce qu'ils sont les symboles du Soleil, de Saturne et de Vénus, planètes qui président à la fécondité. »

La réunion des deux simulacres masculin et féminin, se retrouve aussi dans l'Inde; le symbolisme de Lingam consiste surtout en des représentations androgynes et panthéistiques, homme et femme, terre et ciel, soleil et lune. Les lingams de l'Inde offrent toute une série phallique indépendante.

Le phallus d'Amérique ne nous présente pas une filiation apparente avec les phallus antiques; ce symbole d'ailleurs est trop simple et trop naturel, pour que nous refusions à aucun peuple de l'avoir imaginé sans influence extérieure.

Quoi qu'il en soit, à Tlascalla, ville du Mexique, on révérait l'acte de la génération, sous les symboles réunis des parties caractéristiques des deux sexes. La mythologie mexicaine reconnaissait Tazolteuti pour dieu de la luxure. Enfin, dit Dulaure, « lorsqu'on fit la découverte du Mexique, on trouva, dans la ville de Panuco, le culte particulier du phallus bien établi; sa figure était adorée dans les temples. »

Les naturels de Taïti avaient la même religion; on a trouvé un de leurs phallus.

« Il est représenté, dit Moreau de Saint-Méri, dans une grandeur naturelle, la forme en est régulière; le gland est perforé : il est aplati à sa base pour recevoir une forme de charnière. »

La plupart des phallus taïtiens sont des ex-voto ou des amulettes.

En Grèce, le phallus n'eut pas tout d'a-
bord l'importance religieuse qu'il avait depuis longtemps dans les croyances asiatiques. La première période du polythéisme
grec, la plus pure, la plus exempte de mélange étranger, ne présente aucun exemple
du culte du phallus. Le mythe seul de
Saturne présente les parties génitales comme
emblème religieux ou plutôt physique. Mais
à la seconde époque, lors de l'invasion des
dieux syriens, le phallus s'introduisit avec
eux dans les cérémonies helléniques; un
dieu étranger, un dieu nouveau, l'asiatique
Bacchos ou Dionysos, divinité solaire et gé-
nératrice, associa à ses pompes les emblè-
mes phalliques, et, comme il parut à une
époque de décadence, le phallus ne fut pas
salué sur la terre hellénique par des hom-
mages toujours intelligents. A cette époque,
Mélampos institua les phallophories ou pro-
cessions phalliques, dans lesquelles on portait triomphalement, comme en Egypte,
l'emblème de la génération. Au commencement, si l'on en croit Plutarque, ces fêtes ne
présentèrent point le luxe et la licence qui y
éclatèrent plus tard.

« Rien n'était plus simple et plus gai à la fois, dit-il dans son traité de l'amour des richesses. Deux hommes marchaient à la tête du cortège : l'un portait une outre de vin et l'autre un cep de vigne; le troisième traînait un bouc; un quatrième portait un panier de figues, et la marche était fermée par une figure de phallus.

« Aujourd'hui, ajoute-t-il, cette heureuse simplicité est négligée; on la fait même disparaître sous un vain appareil de vases d'or et d'argent, d'habits superbes, de chevaux attelés à des chars et de déguisements bizarres.

« D'abord s'avançaient des bacchantes portant des vases pleins d'eau, puis des canéphores portant des corbeilles d'or, où s'enroulaient des serpents apprivoisés et qui contenait une foule de choses mystiques : le sésame, le sel, symbole de là sagesse, la férule, le lierre, les pavots et des gâteaux de forme obscène.

« Après les canéphores venaient les phallophores, troupe d'hommes masqués avec des feuilles de lierre, d'acanthe et de serpolet, la tête ceinte d'une couronne de lierre et cou-

verts de l'amict et de la robe augurale; chacun d'eux tenait en main un long bâton d'où
pendait un phallus. Cette première partie du
cortège s'appelait phallophorie ou périphal-
lie. Là ne s'arrêtait point la procession. Les
phallophores étaient suivis d'un chœur de
musiciens qui, au son des instruments, chantaient des hymnes en l'honneur du phallus,
poussant par intervalle le cri sacré d'*Euoi
Bacché? Iô Bacché?*

« Les ityphalles venaient ensuite, vêtus de
robes de femmes, les mains couvertes de
gants sur lesquels des fleurs étaient peintes,
la tête couronnée et contrefaisant les ivro-
gnes, sous une tunique blanche, et l'amict
tarentin à demi-ouvert. Ils chantaient également des chants phalliques et poussaient le
cri : *Eithé mé ityphallé?* A leur suite étaient
portés divers objets sacrés, parmi lesquels
figurait le vase mystique. Des bacchantes et
des satyres suivaient cette procession, les
unes, presque nues sous la peau de tigre
passée en écharpe, agitant des torches ou
des thyrses, échevelées et furieuses, mena-
çant de leurs thyrses les spectateurs et hur-
lant : *Euoi?* ou agitant, dans la danse dite

phallique, leurs corps lascifs en mouvements impétueux et obscènes; les autres, les satyres, traînant des boucs aux cornes enguirlandées de fleurs et destinés au sacrifices, et, au milieu d'eux, Silène vacillant sur son âne. »

On comprend à quelles scènes lubriques devait donner lieu une semblable procession, et nous ne traduirons pas en français les paroles dans lesquelles le médecin Arcteus désigne ce que les satyres regardaient comme le signe le plus évident de la faveur du dieu. Quelques satyres étaient vêtus d'une façon particulière; les monuments antiques nous les montrent portant un masque, les jambes couvertes d'une peau de bouc et armés de phallus artificiel simulé dans un état indécent.

Bien qu'il faille se défier du témoignage des Pères de l'Eglise, il est facile d'admettre comme eux que toutes sortes d'obscénités étaient commises par les satyres et les bacchantes. La procession etait suivie de jeux qui n'étaient pas moins excitants : on disposait des outres gonflées par dessus lesquelles sautaient nus les jeunes gens; ils devaient aussi courir, les yeux bandés parmi des phallus suspendus à des colonnes, à des arbres, et celui qui se heurtait contre un de ces phallus regardait l'accident comme un heureux augure.

Dès qu'ils eurent adopté le culte phallique, les Athéniens y persévérèrent avec ferveur et l'introduisirent dans les cérémonies consacrées aux autres divinités que Bacchus. Le phallus apparaît alors dans les fêtes d'Aphrodite et de Déméter. Dans le culte d'Aphrodite, il était associé au mullos féminin, et aux initiés de Vénus, à Chypre, on donnait un phallus et une poignée de sel. On voit encore figurer un phallus de verre, qui servait en même temps de verre à boire, dans les orgies des *baptes*, sorte de secte mystique fondée en l'honneur de Vénus Cotyto ou Vénus populaire, dont les mystères étaient célébrés de nuit en Thrace, à Athènes, à Corinthe et dans l'île de Chio.

Comme symbole de la fécondité on l'associa naturellement aux mystères de Déméter. Tertullien dit à ce propos :

« Tout ce que ces mystères d'Eleusis ont de plus saint, ce qui est caché avec le plus de soin, ce qu'on est admis à ne connaître que fort tard et ce que les ministres du culte, nommés époptes, font si ardemment désirer, c'est le simulacre du membre viril. »

Il y a plutôt lieu de croire que le but des mystères d'Eleusis n'était pas de voir un phallus quelconque, ce qui d'ailleurs n'avait rien de bien mystérieux dans un temps où les phallophories en exhibaient en public un si grand nombre. Tertullien eût pu dire que l'initiation avait pour but d'expliquer aux novices le sens du symbole phallique. Dans les thesmophories, célébrées en l'honneur de Cérès, on voyait une troupe de femmes suivies chacune d'une servante portant une corbeille où se trouvait le gâteau consacré à Cérès ou à Proserpine, entourant processionnellement un ithyphalle porté au bout d'une perche. Là encore le symbole féminin était associé au symbole masculin, et l'on en donnait la raison aux initiés dans une légende bizarre :

« On disait que Cérès cherchant sa fille, était arrivée à Eleusis; là, se trouvant fatiguée, elle demanda l'hospitalité à une femme nommée Baubo qui, pour rafraîchir la déesse, lui offrit la boisson mystérieuse nommée cycéon. La déesse, trop triste, refusa; mais la vieille femme imagina de la faire rire en lui montrant inopinément ce que la pudeur ordonne de tenir caché. Ce moyen réussit : la déesse se mit à rire et mangea; elle voulut en conséquence, que le mullos figurât dans son culte. »

Telle est l'histoire racontée par Clément d'Alexandrie et Arnobe.

Le phallus était aussi consacré à Apollon et figurait dans les fêtes dédiées à ce dieu qui, se célébrant le 6 du mois targilion (mois de mai) s'appelaient targilies. Il signifiait là encore la fécondité, ou plutôt la virilité et la force, que les bienfaits du soleil entretiennent dans la nature. Il était porté par des jeunes gens et était suspendu à des branches d'olivier avec des légumes et des pains.

La mythologie romaine est un panthéon de toutes les croyances antiques; tous les phallus asiatiques et grecs s'y donnèrent rendez-vous. Ce fut sous la seconde guerre punique que les livres sybillins conseillèrent aux Romains l'adoption du culte phrygien de la

Magna Mater du mont Ida; à cette époque, déjà la légende était ancienne et populaire chez les Romains qui croyaient se rattacher par Énée aux peuples de la Phrygie. Ils adoptèrent facilement un culte qui amena chez eux toutes les autres superstitions orientales. Asdrubal venait d'être battu à Métaure (207 ans avant J.-C.), et les oracles prédisaient une victoire complète aux Romains si la Mater Idaea, avec son cortège mystique entrait dans Rome. La translation de la déesse de Pessinonte fut le premier pas fait vers l'Asie par la religion romaine. Bientôt après Rome subit l'influence de la civilisation hellénique, et tous les vieux cultes païens dont l'Orient était rempli débordèrent sur le monde romain. Le phallus fut d'abord rattaché au culte de Bacchus.

« La partie sexuelle de l'homme, dit saint Augustin, est consacrée dans le temple de Liber; celle de la femme, dans les sanctuaires de Libera, même déesse que Vénus, et ces deux divinités sont nommées le Père et la Mère parce qu'elles président à l'acte de la génération. »

Les libérales, bacchanales romaines,

avaient lieu à peu près à la même époque que les phallophories en Grèce et les fêtes d'Osiris, en Égypte, au commencement du printemps. Ce culte se manifestait aussi par des fêtes agricoles. On promenait le phallus à travers les champs. A Lavinium, selon Varron, cité par saint Augustin, les fêtes ne duraient pas moins d'un mois. On y chantait des chansons obscènes, et l'on voyait s'avancer jusqu'au milieu de la place publique un char qui portait un énorme phallus sur lequel les mères de famille venaient déposer des guirlandes et des couronnes. Aux fêtes de Vénus, les dames romaines allaient adorer le phallus dans un sanctuaire, qui lui était consacré sur le mont Quirinal, et, de là, elles transportaient en grande pompe ce simulacre obscène jusqu'au temple de Vénus Erynné, situé près de la porte Colline; elles lui faisaient toucher la statue de la déesse et le reconduisaient à son sanctuaire avec la même pompe.

Le phallus servait aussi d'amulette et passait pour détruire l'ensorcellement, le mauvais œil : on l'appelait alors *fascinium*. Les dames romaines en portaient des colliers, et

il en a été trouvé de grandes quantités à
Pompéi et Herculanum, on en a trouvé également en métal et en pâte de toutes les couleurs dans les tombeaux égyptiens. Les
Romains fabriquaient des verres à boire en
forme de phallus; c'est à ce singulier usten-
sile que fait allusion Juvénal ;

Vitreo bibit ille Priapo

Le culte phallique persévéra en Grèce, à
Rome, en Egypte, en Orient, au moins jus-
qu'au IVe siècle, ainsi qu'en témoigne la ré-
probation dont le frappèrent les Pères de
l'Eglise. On voit la superstion des amulettes
priapiques durer bien au-delà et jusqu'à nos
jours en Italie, quoique l'Eglise ait anathé-
matisé le fascinium au IXe siècle, défense re-
nouvelée par les statuts synodaux du Mans
en 1247 et par ceux de Tours, en 1396.

« L'usage, dit Dulaure, de placer des phallus à l'intérieur des édifices publics afin de
les préserver des maléfices est constaté par
plusieurs monuments existants; on en voyait
sur les bâtiments publics des anciens. Ce
qu'il y a de plus remarquable, c'est que les

chrétiens, dirigés par leurs vieilles superstitions, en ont placé même sur leurs églises. »

Des pains phalliques étaient bénis par le clergé. Toute l'Italie catholique continua de croire à l'influence du phallus pendu au cou des enfants, et cet emblème a plus que tous les autres le droit de revendiquer l'universalité.

VI

LICENCE DES FEMMES DANS CERTAINS PAYS

Le capitaine Cook, dans un de ses voyages à Taïti, rapporte un fait qui prouve la licence des femmes en général. Il dit qu'ayant fait monter sur son vaisseau quelques naturels des deux sexes, il y eut une femme qui eut fort envie d'une paire de draps qu'elle vit sur un lit; et, sur le refus que son conducteur lui en fit, elle insista, et lui promit en échange quelques faveurs; celui-ci ne les dédaigna pas et, comme, dit le navigateur anglais, la victime approchait de l'autel de l'hymen, le vaisseau toucha. Cet événement imprévu dut interrompre la solennité.

Au reste, cette licence existe dans une

grande partie de l'Océanie et de l'Afrique. « Dans ce nombre infini d'îles (la Polynésie), dit Montesquieu, divisées en une infinité de petits États, où il n'y a que des misérables qui pillent, et des misérables qui sont pillés, ceux qu'on appelle des grands n'ont que de très petits moyens; ceux qu'on appelle des gens riches n'ont que leur subsistance. La clôture des femmes n'y peut être assez exacte pour contenir la corruption des mœurs qui y est inconcevable. C'est là que l'on voit jusqu'à quel point les vices du climat, laissés dans une grande liberté, peuvent porter le désordre; c'est là que la nature a une force, et la pudeur une faiblesse que l'on ne peut comprendre; il semble que dans ce pays-là les deux sexes perdent jusqu'à leurs propres lois. En Guinée, quand les femmes rencontraient un homme, elles le saisissaient et le menaçaient de le dénoncer à leur mari, s'il les méprisait... Elles se glissaient dans le lit d'un homme, elles le réveillaient et, s'il les refusait, elles le menaçaient de se laisser prendre sur le fait. »

Il est certain que les indigènes de Taïti ne paraissaient pas regarder la continence comme une vertu. Les Taïtiennes vendaient leurs faveurs aux étrangers librement, avant l'introduction du christianisme ; leurs pères et leurs frères les amenaient même souvent eux-mêmes, afin de traiter sur cet article. Ils connaissaient cependant le prix de la beauté et la valeur du salaire que l'on demandait pour la jouissance d'une femme était toujours proportionnelle à ses charmes. Ce n'était pas l'usage, à Taïti, que les hommes, uniquement occupés de la pêche et de la guerre, laissassent au sexe le plus faible les travaux pénibles du ménage et de la culture comme chez les Hurons et d'autres peuples ; une demi-oisiveté, dans ces climats était le partage des femmes, et le soin de plaire aux hommes était leur plus sérieuse occupation.

Dans nos climats et dans beaucoup d'autres, on retient les filles par une éducation analogue aux usages. On a soin d'écarter de leur esprit toutes les idées qui tiennent à l'amour. Il arrivait précisément à Taïti tout le contraire. Les jeunes filles dansaient entre elles et y prenaient des positions et des gestes extrêmement lascifs, auxquels on accoutumait les enfants dès le bas âge. Cette danse était accompagnée de chants qui exprimaient encore plus clairement la lubricité. Ces amusements, permis à une jeune fille, lui étaient interdits dès le moment qu'elle était devenue mère, car elle pouvait chaque jour mettre en pratique et réaliser les symboles de la danse. D'après cela, on ne peut pas supposer que ces peuples aient estimé beaucoup la chasteté. L'infidélité conjugale, même dans la femme, n'était punie que par quelques paroles dures et par quelques coups légers.

Montesquieu rend, en peu de mots, raison de ce désordre apparent. Dans les climats du Nord, dit-il, à peine le physique de l'amour a-t-il la force de se rendre bien sensible. Dans les climats tempérés, l'amour, accompagné de mille accessoires, se rend agréable par des choses qui d'abord semblent être lui-même, et ne sont pas encore lui; et, dans les climats plus chauds, on aime l'amour pour lui-même, il est la cause unique du bonheur, il est la vie.

« A mesure que nous approchions de Taïti, dit Bougainville, les insulaires avaient environné les navires. L'affluence des pirogues fut si grande autour des vaisseaux, que nous eûmes beaucoup de peine à nous amarrer au milieu de la foule et du bruit. Tous venaient en criant *tayo,* qui veut dire ami, et en nous donnant mille témoignages d'amitié. Tous demandaient des clous et des pendants d'oreilles ; les pirogues étaient remplies de femmes qui ne le cèdent pas, pour l'agrément de la figure, au plus grand nombre de nos Européennes, et qui, pour la beauté du corps pourraient le disputer à toutes avec avantage. La plupart de ces nymphes étaient nues, car les hommes et les vieilles qui les accompagnaient leur avaient ôté la pagne dont ordinairement elles s'enveloppent. Elles nous firent d'abord, de leurs pirogues, des agaceries où, malgré leur naïveté, on découvrait quelque embarras ; soit que la nature ait partout embelli le sexe d'une timidité ingénue, soit que, même dans les pays où règne encore la franchise de l'âge d'or, les femmes paraissent ne pas vouloir ce qu'elles désirent le plus. Les hommes, plus simples ou plus libres, s'énoncèrent bientôt clairement ; il nous pressaient de choisir une femme, de la suivre à terre, et leurs gestes non équivoques démontraient la manière dont il fallait faire connaissance avec

elle. Je le demande, comment retenir au travail quatre cents Français, jeunes, marins, et
qui depuis six mois n'avaient point vu de
femmes ? Malgré toutes les précautions que
nous pûmes prendre, il entra à bord une jeune
fille, qui vint sur le gaillard d'arrière se placer à une des écoutilles qui sont au-dessus du
cabestan. Cette écoutille était ouverte pour
donner de l'air à ceux qui viraient; la jeune
fille laissa tomber négligemment une pagne
qui la couvrait et parut aux yeux de tous telle
que Vénus se fit voir au berger phrygien ;
elle en avait la forme céleste. Matelots et
soldats s'empressaient pour parvenir à l'é-
coutille et jamais cabestan ne fut viré avec
une pareille activité.

« Nos soins réussirent cependant à contenir ces hommes ensorcelés; le moins difficile
n'avait pas été de se contenir soi-même. Un
seul Français, mon cuisinier qui, malgré les
défenses, avait trouvé moyen de s'échapper,
nous revint bientôt plus mort que vif. A peine
eut-il mis pieds à terre avec la belle qu'il
avait choisie, qu'il se vit entouré par une
foule d'insulaires qui le déshabillèrent dans
un instant et le mirent nu de la tête aux pieds.

Il se crut perdu mille fois, ne sachant où aboutiraient les exclamations de ce peuple, qui examinait en tumulte toutes les parties de son corps. Après l'avoir bien considéré, ils lui rendirent ses habits, remirent dans ses poches tout ce qu'ils en avaient tiré, et firent approcher la fille en le pressant de contenter les désirs qui l'avaient amené à terre avec elle : ce fut en vain. Il fallut que les insulaires ramenassent à bord le pauvre cuisinier, qui me dit que j'aurais beau le réprimander, mais que je ne lui ferais jamais autant de peur qu'il venait d'en avoir à terre. »

Les Taïtiens faisaient de l'union des deux sexes l'objet d'une cérémonie publique.

Plusieurs peuples anciens ont eu l'idée bizarre d'obliger les jeunes filles à immoler en honneur d'une divinité et par une sorte de prostitution sacrée ce trésor de la virginité, qui, aux yeux des Européens et de la plupart des peuples, constitue la dot la plus précieuse.

Les Babyloniennes, les plus riches comme les plus pauvres, se livraient, par devoir religieux, aux étrangers dans le temple de Mylitta.

Les Phéniciens paraissent avoir eu des

fêtes religieuses, desquelles la prostitution des femmes de tout rang faisait partie. A Hiéropolis, la déesse Atargaté reçut jusqu'au temps de Constantin ce genre de culte, dont il reste de nos jours, des traces dans l'usage adopté dans quelques villages, de supplier les voyageurs de jouir des femmes et des filles de l'endroit.

Chez les Arméniens, les familles les plus distinguées livraient leurs filles au même culte dans le temple d'Anaïtis, et c'était même un moyen de les marier honorablement.

Il est probable que les nations modernes, chez qui la virginité est proscrite par les lois et les mœurs, attachent à cette idée quelques superstitions inconnues.

Les indigènes non chrétiens des îles Philippines ont des fonctionnaires publics chargés de déflorer les vierges avant le mariage, et s'il est vrai que chez les naturels du Brésil et sur la Côte-d'Or, il existe un usage de ne jamais marier une fille vierge, peut-on chercher la cause de ces singulières coïncidences ailleurs que dans l'idée d'un sacrifice agréable à quelque divinité ?

Il est prouvé, à l'égard des Taïtiens, qu'ils

faisaient de l'union des deux sexes l'objet d'une cérémonie publique dont la description égaye les voyages du capitaine Cook.

Nous trouvons même dans Marco Polo, le premier des voyageurs modernes, une description naïve et détaillée de ce même usage singulier chez les Tibétains; description qui confirme et éclaircit admirablement les rapports d'Hérodote, qui ont été légèrement revoqués en doute par Voltaire.

« Une coutume honteuse, dit-il, règne parmi les habitants de cette contrée; ils ne veulent pas pour tout au monde épouser une fille vierge; mais ils exigent qu'elles aient auparavant eu commerce avec l'autre sexe, ce qui est, disent-ils, agréable à leurs divinités.

En conséquence, lorsqu'il arrivait une caravane de marchands, les vieilles femmes, tant des châteaux, que des cabanes, conduisaient leurs filles dans les rues et sous les tentes des marchands, et les faisaient coucher dans le lit de ces voyageurs : elles se disputaient la préférence, et chacun suppliait le voyageur d'agréer sa fille, et de la garder avec lui aussi longtemps qu'il resterait dans leur pays. Lors de leur départ, ils les rendaient à leur mère et n'osaient jamais les emmener avec eux ; mais ils leur donnaient|quelques légers présents ou joujoux.

« Celles qui, dans la suite, étaient destinées au mariage, portaient ces joujous autour du cou, et celle qui en possédait le plus grand nombre était considérée comme ayant paru la plus aimable ; par conséquent, elle était la plus estimée par les jeunes gens qui cherchaient des épouses. Elle ne pouvait apporter à son mari une dot plus agréable qu'une quantité de semblables présents. Lors de ses noces, elle les déployait aux yeux de l'assemblée, et il (le mari) les regardait comme une preuve que leurs idoles ont rendu sa femme aimable aux yeux des hommes. Mais, à l'avenir, personne n'osait avoir commencé avec elle, puisqu'elle était femme mariée, et cette règle n'était jamais violée.

Marco Polo, parlant de la généreuse hospitalité de quelques tatares qui cédaient leurs femmes et leurs maisons, pour un court espace de temps, à des étrangers qui passaient par une de leurs villes, s'exprime ainsi :

« Les habitants de Kamul (Hamil) vivaient dans les plaisirs et les amusements. Quand un étranger arrivait chez eux, ils le recevaient de la manière la plus gracieuse : ils ordonnaient à leurs femmes, filles et sœurs, de prévenir tous leurs vœux ; puis, ils quittaient la maison et se logeaient en ville, abandonnant à leurs hôtes la jouissance de tous leurs droits, et ils leur envoyaient aussi tout ce qui leur était nécessaire, mais contre payement. Ils ne rentraient dans leurs maisons que lorsque les étrangers en étaient sortis. Cette manière d'abandonner leurs femmes aux étrangers, qui, après les périls du voyage, avaient besoin de récréation, passait pour être agréable à leurs divinités, et propre à leur assurer du bonheur dans toutes leurs entreprises, ainsi qu'à attirer sur leur famille l'abondance et la richesse. Les femmes, qui étaient fort jolies et très voluptueuses, obéissaient avec joie aux commandements de leurs maris. »

Voici ce qu'ajoute Polo :

« Les habitants de Kaindou avaient la honteuse coutume de ne pas regarder comme un outrage les liaisons que les étrangers, en passant chez eux, pouvaient avoir avec leurs femmes et filles. Au contraire, tous les maîtres de maison allaient au devant des étrangers, les conduisaient chez eux, et leur abandonnaient toutes les personnes du sexe dans leur maison, où ils les laissaient entièrement les maîtres, et d'où eux-mêmes s'éloignaient. Aussitôt la femme plaçait au-dessus de là porte un signal qui n'était enlevé qu'après le départ de l'étranger ; alors, le mari avait le droit de rentrer. Ils faisaient cela en l'honneur de leurs idoles, croyant par ces actes d'hospitalité, obtenir les bénédictions du ciel et d'abondantes récoltes des biens de la terre. »

Revenons à Tahiti. La plupart des Tahitiens des deux sexes formaient des sociétés extraordinaires où toutes les femmes étaient communes à tous les hommes. Cet arrangement mettait dans leurs plaisirs une variété continuelle, dont ils étaient tellement affamés, que le même homme et la même femme n'habitaient pas plus de deux ou trois jours ensemble. Si, une des femmes de cette société devenait enceinte, ce qui arrivait rarement par raison physique, l'enfant était étouffé à sa naissance, afin qu'il n'embarrassât pas le père dans ses occupations journalières, et qu'il n'interrompt pas la mère dans les plaisirs de son abominable prostitution. Quelquefois la mère, par sensibilité, surmontait cette passion effrénée de la brutalité plutôt que de la nature ; mais on ne lui permettait pas de sauver la vie de son enfant, à moins qu'elle ne trouvât un homme qui l'adoptât comme étant de lui. Dans ce cas, ils étaient tous deux exclus de la société, et perdaient pour toujours tout droit aux privilèges et aux plaisirs de l'arréoy, nom qu'ils donnaient à cette société infâme. La classe des arréoys avait d'abominables privilèges : le vol, le pillage étaient permis à ses membres. Vagabonds, licencieux, despotes, ils pouvaient fatiguer impunément le pays de leurs vexations et de leurs désordres. Ils formaient entre eux une ligue puissante, une association compacte, existant non seulement à Tahiti, mais dans presque toute la Polynésie, une secte qui avait à la fois ses traditions, sa généalogie et ses privilèges.

Le mariage chez ces peuples n'était qu'une convention entre l'homme et la femme, dont

les prêtres ne se mêlaient point ; c'était
cependant un engagement pour la vie. Dès
qu'il était contracté, ils en observaient les
conditions ; mais, si les parties se séparaient
d'un commun accord, dans ce cas le divorce
se faisait avec aussi peu d'appareil que le
mariage. Montesquieu dit à ce sujet : « Il y
a cette différence entre le divorce et la répudiation, que le divorce se fait par un consen-
tement mutuel à l'occasion d'une incompati-
bilité mutuelle, au lieu que la répudiation se
fait par la volonté et pour l'avantage des parties, indépendamment de la volonté et de
l'avantage de l'autre. » Il était d'usage dans
l'île de Tahiti que les premiers moments
destinés au mariage fussent employés publiquement. En conséquence, les nouveaux
époux sacrifiaient à Vénus devant une nom-
breuse assemblée, sans paraître attacher
aucune idée d'indécence à leur action : ils ne
s'y livraient au contraire que pour se confor-
mer à l'usage. Parmi les spectateurs il y
avait plusieurs femmes distinguées, et celle
qui présidait à la cérémonie donnait à la victime des instructions sur les différentes
épreuves qu'elle devait subir. En général,

quoique les filles qui passaient par ces épreuves fussent jeunes, elles ne paraissaient pas toutefois avoir besoin de conseils.

VII

L'AMOUR MORBIDE

L'amour reste rarement un sentiment dans une nature désiquilibrée ; il devient presque toujours une passion. C'est le déchaînement ou mieux le déréglement de cette passion que nous allons essayer d'étudier dans ces pages que nous empruntons en partie au Dr Laurent, dans ses études de psychologie pathologique.

Donnons un exemple d'amour morbide :

Un homme s'éprend d'amour pour une femme. Ou bien, elle refuse de répondre à son amour, ou bien elle est indigne de le partager et elle abuse traîtreusement de la passion qu'elle a allumée. Cet homme l'aime

6

quand même et en quelque sorte malgré lui. Cependant la raison parle en son cœur et lui démontre que cet amour n'est qu'une folie; on lui prouve jusqu'à l'évidence que cette femme le trompe et se rit de lui, qu'elle l'entraîne à sa ruine et fait le malheur de tous ceux qui lui sont chers : n'importe ! Rien n'y fait. Il l'aime et il ne peut s'empêcher de l'aimer. Pourquoi? Il n'en sait rien lui-même. Il l'aime parce qu'il l'aime et qu'il ne peut faire autrement. C'est une passion qui ressemble à l'idée fixe de l'aliéné ou mieux encore à l'obsession du dégénéré.

Le malheureux, que tourmente une obsession, ne sait pourquoi telle idée lui est venue, et cependant il ne peut s'en débarrasser ; elle le poursuit partout et l'amène à commettre les actes les plus extravagants. Que ce soit une obsession homicide ou une obsession amoureuse, il y a toujours rupture de l'équilibre cérébral. La volonté est paralysée, la raison bâillonnée ; l'obsession reste seule maîtresse et commande impérieusement.

L'amoureux obsédé est le plus souvent, comme on le verra plus loin, un déséquilibré, un héréditaire dégénéré, et l'amour morbide

n'est qu'un syndrome épisodique, c'est-à-dire
un délire partiel et transitoire.

Au début des choses, l'amour n'a dû être
qu'une loi de la nature et un besoin. Il est
évident qu'à cette époque l'amour morbide
n'a point dû exister, pas plus qu'il n'existe
chez les bêtes. Le mâle assaillait la première femelle qu'il rencontrait, après l'avoir
renversée dans l'herbe; puis, il repartait,
indifférent et satisfait, et quelques heures
après il avait oublié celle qu'il avait possé-
dée et peut-être fécondée.

Mais quand l'amour fut devenu sentiment
et presque en même temps passion, l'amour
morbide ne tarda pas à apparaître et on en
trouve les traces dans la littérature de tous
les peuples civilisés. Seul l'homme sage dont
la raison ne s'écarte jamais du droit chemin
et maintient toujours un équilibre parfait,
une harmonie sereine entre toutes ses facultés, sait échapper aux coups funestes du
dieu d'amour, comme on disait autrefois.
Mais tous les hommes dont la volonté chan-
celante se laisse entraîner et vaincre par les
passions, ont eu leurs heures d'égarement et
de folie amoureuse.

Les anciens n'ont pas été plus que nous à l'abri des emportements de l'amour, puisque leurs poètes les ont décrits avec tant d'exactitude. Et même ils étaient tellement persuadés que l'amour était une sorte de délire, une courte folie, ils croyaient si bien que la volonté de l'homme amoureux était paralysée et en quelque sorte annihilée, ils le sentaient si bien dans l'incapacité de résister à son obsession, qu'ils avaient recours pour l'en débarrasser aux sortilèges des sorcières et des magiciennes.

Au milieu des superstitions du moyen âge, nous retrouvons cette foi en la puissance des charmes magiques et des sortilèges. Plus tard, le xviᵉ et le xviiᵉ siècle croyaient encore aux effets de la magie en amour. « Les amoureux invoquaient les puissances surnaturelles, consultaient les sorcières, achetaient des philtres, portaient des anneaux constellés, faisaient ou faisaient faire des conjurations et des enchantements ; la magie amoureuse enfin était une des parties principales de la magie et ce n'était pas la moins cultivée, car c'était celle qui était la mieux payée par la prodigalité des amants. »

La volonté de l'amoureux morbide n'entre pour rien dans la naissance et le développement de sa passion. Il la subit comme le dégénéré subit son obsession. L'imagination naïve des anciens n'a vu là qu'un sortilège, une sorte de délire toxique analogue à celui produit par l'alcool. Et pour le provoquer et le conjurer, ils ont recours à des puissances occultes. Ne parlez pas des obstacles de l'art ou de la figure; ne parlez ni du devoir ni de la vertu. La magie surmonte tout; quelques paroles suffisent pour changer Caton en Adonis, Lucrèce en Aspasie.

Les anciens n'avaient pas su trouver d'autre explication de cette étrange aberration qui fait d'un homme intelligent et bon un véritable aliéné foulant aux pieds honneur et dignité, et cela presque malgré lui. Ils connaissaient donc les détraqués de l'amour. Athènes et Rome en regorgeaient,

Les ascendants transmettent à leurs descendants non seulement leurs formes corporelles avec leurs défectuosités physiques, mais aussi leurs défectuosités intellectuelles et morales. Ce n'est pas là une loi absolument fatale, mais du moins une loi qui ne

souffre qu'un petit nombre d'exceptions.
Aussi, si le fils commet des folies en
amour, c'est le plus souvent aux parents
qu'il faut en demander raison. Car ils lui ont
légué un système cérébro-spinal défectueux,
taré.

Il ne faudrait pas croire cependant que le
père a dû forcément se livrer aux mêmes
emportements amoureux que le fils qui le
déshonore ou le ruine. Non. Néanmoins la
chose est quelquefois possible. Un débauché
peut engendrer un débauché, un érotomane
un dégénéré érotomane. Mais il n'en est généralement pas ainsi. Il existe chez les ascendants une tare cérébrale : folie, névrose
ou alcoolisme. Les ascendants ne seront pas
fatalement et sûrement des fous, des névro-
sés ou des alcooliques. Ils pourront l'être assu-
rément, mais ils seront avant tout des dégénérés, c'est-à-dire des êtres qui tiennent de
leurs ascendants un système nerveux, sinon
malade, mais au moins dont l'équilibre est rom-
pu. Et ce défaut d'équilibre pourra se manifes-
ter de mille façons différentes. C'est ce qui faisait dire à Legrand du Saulle que l'hérédité
transmet, mais qu'elle transmet en transfor-

formant. Et Ball exprime la même idée en disant qu'il n'y a pas de folies héréditaires, mais des fous héréditaires.

Ainsi, un épileptique, par exemple, pourra engendrer plusieurs enfants marqués du sceau de la dégénérescence. Mais l'état mental de ces dégénérés pourra différer pour chacun d'eux. Il n'y a que le terrain de dégénérescence qui présentera pour tous le même caractère d'infériorité. L'un sera un fou moral, un criminel, l'autre un hystérique, l'autre un aliéné, l'autre un névrosé qui n'entrera jamais dans la phase délirante, mais qui rappellera son origine pathologique par une foule de bizarreries et d'excentricités.

Il en est de même pour les dégénérés atteints d'amour morbide. Ce sont presque tous des héréditaires, mais la tare nerveuse de leurs ascendants peut être très variable.

La folie semble tenir le premier rang. Viennent ensuite l'alcoolisme et les névroses (hystérie, épilepsie, nervosisme) dont l'importance semble n'être guère moins considérable.

Mais il est rare qu'on trouve dans les antécédents du dégénéré une tare unique et isolée. Le plus souvent l'hérédité est convergente et chacun des ascendants a contribué pour sa part à la déchéance du produit.

Parmi les états névropathiques, il en est un qui prédispose singulièrement à l'amour morbide : c'est l'hystérie.

L'hystérique, en effet, est le roi des déséquilibrés. C'est un être fantasque, changeant et versatile, un protée aux multiples formes, une girouette que font tourner tous les vents, Esprit chimérique et romanesque, il ne sait jamais garder une juste mesure. De là ces passions amoureuses que rien ne justifie et cependant que rien ne peut vaincre. Qui n'a connu dans son entourage au moins un de ces exemples de femmes nerveuses, bizarres, excentriques, qui tout à coup s'éprennent d'un amour immense et insensé pour un homme presque inconnu et qui souvent ne mérite en aucune façon leur affection ? Elles l'aiment sans savoir pourquoi. Il est venu ; il leur a semblé qu'elles l'attendaient, c'est leur messie d'amour. Et elles se porteront à toutes les extravagances. Alors on verra des femmes, des mères de familles, dont la conduite avait toujours été irréprochable, sortir brusquement du chemin de l'honnêteté et du devoir, se compromettre honteusement avec des aventuriers, abondonner leurs enfants, plonger toute leur famille dans l'affliction. Et une fois engagées dans cette voie, rien ne peut plus les arrêter, ni les prières, ni les remontrances, ni les menaces. C'est l'âme de la femelle affolée d'amour qui remonte à la surface et qui d'une femme honnête fait une bacchante et une païenne.

Nous allons aborder maintenant un ordre de causes différentes et de moindre importance, mais dont l'influence cependant est certaine dans quelques cas.

Il n'est pas donné a tous de porter allègrement le fardeau de l'érudition. S'il est des intelligences que le travail affine et développe, il en est d'autres trop faibles qu'il détraque.

Certains individus auraient pu devenir d'excellents commerçants, d'honnêtes et vaillants laboureurs. L'ambition aveugle des parents, sans peser *quid valeant humeri, quid ferre recusent*, a voulu en faire des savants, les lancer dans les professions libérales : leur échine débile a plié sous une charge trop lourde.

Surmenés par le travail, l'imagination hantée par les chimères poètiques, qu'ils ont lues et dont ils n'ont point saisi le sens ni la portée, ils se sont jetés la tête baissée dans la lutte ; et le *strugle for life* a achevé ce que l'instruction avait commencé. L'esprit bourré d'idées fausses, des théories incomprises et mal digérées, la conscience obscurcie et aveuglée par le combat quotidien de la vie, le cœur meurtri par les coups reçus dans la lutte, si l'amour vient à eux, ils l'accueilleront à bras ouverts, sans s'occuper d'où il vient et surtout qui le leur apporte. Leur imagination détraquée fouettera le cœur et les sens, et ce sera le délire que rien n'arrête, qui emporte et roule le pauvre fou comme le vent entraîne en tourbillonnant la feuille sèche détachée de sa branche. Puis ces faux savants, ces faux grands hommes, victimes de l'instruction et plus tard de l'amour, iront grossir le bataillon des déclassés.

La vieillesse donne aussi son contingent d'amour morbide.

La mémoire s'affaiblit, la conscience s'obnubile, la volonté se parésie. Et ainsi le vieillard faible et débile pourra devenir le jouet de ceux qui l'entourent.

Aussi, il n'est pas rare de voir s'allumer à cet âge des passions que justifient à peine des fonctions physiologiques presque éteintes. Et cet amour se ressentira du terrain où il aura pris naissance. Ce sera un amour débile, vacillant, d'où toute initiative volontaire sera exclue.

Le vieillard se laissera circonvenir avec une facilité surprenante par celle qu'il aimera et c'est ainsi qu'il sera amené à épouser sa cuisinière ou une drôlesse.

Pour le Dr Laurent, l'amour morbide est un véritable état délirant et ce délire n'éclate guère que sur des terrains préparés, chez des dégénérés le plus souvent.

L'amour dans ces conditions n'est-il pas une rupture d'équilibre, une véritable obsession pathologique ? Ne s'accompagne-t-il pas de cette irrésistibilité caractéristique et en quelque sorte fatale, de cette angoisse concomitante si pénible, de cette conscience complète de l'état, et enfin de cette satisfaction

consécutive à l'acte accompli, en un mot de
tous les symptômes caractéristiques de l'obsession ?

Imaginons un exemple et prenons les
choses telles qu'elles se passent dans la ma-
jeure partie des cas.

Voici un jeune homme intelligent, bien
élevé, appartenant à une bonne famille ; la
vie s'ouvre devant lui avec les plus belles
espérances. Mais c'est un héréditaire et il a
déjà révélé son état mental par quelques excentricités qui n'ont été connues que de son
entourage et qu'on a mises sur le compte de
la jeunesse. Il vient à Paris ou dans une
autre grande ville pour terminer ses études.
Sous l'influence de quelques excès alcooliques, de quelques excès de travail pour
passer des examens ou des concours, son
état de déséquilibration a rapidement aug-
menté. Le voilà mûr pour le délire et celui-ci
va éclater à la première occasion. Notre
homme fait connaissance d'une serveuse de
bocks dans une brasserie, d'une danseuse ou
d'une chanteuse légère, en un mot d'une drôlesse quelconque. Ça commence généralement par une partie de débauche ; puis, peu

à peu, il s'éprend d'elle. Alors l'idée fixe, l'obsession s'installe sous forme d'un sentiment amoureux. Il ne peut plus se passer de cette femme ; il ne peut plus chasser son image de devant ses yeux ; elle peuple ses rêves, et cette vision obsédante le poursuit partout. Il sait bien que cette femme est indigne de son amour, qu'elle le trompe, qu'elle le ruine ; n'importe ! Il sait bien qu'il est honteux d'aimer celle qu'on ne voudrait pas épouser. *Non decet amare quarum pudor est nuptias affectare.* N'importe ! Si elle le veut, il poussera l'infamie jusqu'au bout et il l'épousera. Il volera et tuera pour elle au besoin. Et cependant, dans ces rêves de jeunesse, il s'était fait une idée magnifique de celle qu'il aimerait ; il la voulait *amabilis ut Rachel, sapiens ut Rebecca, longœva et fidelis ut Sara.* N'importe ! La dernière des drôlesses a pris son cœur et il n'a pas la force de le lui reprendre. Sa volonté est comme paralysée.

Ne sont-ce point là tous les caractères de l'obsession ? Est-ce que cette passion ne remplit pas d'une angoisse douloureuse ceux qu'elle étreint ? J'ai plus d'une fois entendu

les confidences de ces infortunés. Les souf-
frances qu'ils endurent sont indescriptibles.
C'est une lutte qui les harasse, les tue, et où
ils restent presque toujours les vaincus, en-
traînés avec une irrésistibilité inexorable. Il y
a donc angoisse et irrésistibilité comme chez
les dipsomanes ou les kleptomanes, comme
chez tous les autres héréditaires syndromi-
ques.

Quant à la satisfaction consécutive, elle
n'est pas moins manifeste. La possession de
l'objet aimé fait oublier à ces malheureux toutes les peines endurées pendant des semaines
ou des mois, et cette satisfaction dépasse
peut-être en intensité la souffrance antérieure.

Ainsi, l'amour morbide des dégénérés n'est
qu'une obsession pathologique, un syndrome
épisodique, un délire partiel.

Les prostituées, qui sont si souvent des
débiles, se laissent facilement prendre par
ces passions obsédantes qui les rendent ser-
vantes dociles de souteneurs habiles.

La malheureuse fille qui passe de main en
main, comme autrefois chez les anciens la
coupe du festin, celle qui ne dort pas deux

nuits de suite dans le même lit, a rarement
goûté aux joies douces et consolantes du véritable amour. Et cependant, si elle ne le connaît pas, elle en a au moins entendu parler,
elle en a lu des descriptions enthousiastes
dans les romans populaires, et elle y a souvent pensé en ses heures de désespérance et
d'ennui. Un soir elle s'adressa à l'un de ceux
qui venaient lui acheter de l'amour, et dans
une caresse, elle lui murmura : je t'aime.
L'homme éclata de rire, paya et partit.

La déception fut cruelle. Alors elle comprit
qu'elle devait porter à d'autres ce que ceux à
qui elle vendait l'ivresse des sens, refusaient
d'accepter pour rien. Elle regarda plus bas,
autour d'elle. Le drôle à qui elle l'offrit comprit qu'il était venu au bon moment et que
c'était l'heure. Il l'enveloppa de caresses, la
berça de paroles mielleuses, endormit sa volonté. La pauvre fille se laissa aller et l'amour
grandissait dans ce sommeil de toutes ses
facultés.

Le réveil fut terrible. L'amant changea
brusquement de tactique. Il ne demanda plus
d'amour, mais de l'argent; et les caresses
furent remplacées par des gifles. Elle voulut

se débattre, s'arracher à cet amour qui la re-
tenait prisonnière et impuissante, comme une
oiselle prise dans un filet : il était trop tard.
Elle abandonna la lutte et se soumit docile et
résignée. Chaque soir, sous l'œil sévère du
seigneur et maître en casquette, elle dut re-
commencer à « turbiner ». Et gare aux gifles
quand elle « rebutait au flanche » ou refusait
de « faire la planche » !

C'est ainsi que naît le plus souvent l'amour
des prostituées pour leur souteneur, amour
morbide par excellence.

L'homme qui se sent envahi par une misé-
rable et honteuse passion, devrait s'arrêter
dès le début et suivre le conseil qu'Ovide
donne aux jeunes romaïns et qu'il suivit si
peu : « Si vous vous repentez d'aimer, dit-il,
arrêtez-vous dès les premiers pas, quand
votre cœur n'est encore que faiblement ému;
étouffez dans son germe ce mal naissant; et
que, dès l'entrée de la carrière, votre coursier
refuse d'avancer. Tout s'accroît par le temps;
le temps mûrit les raisins; il change une
herbe tendre en robustes épis. »

Mais la passion est née, elle bat son plein;

si le malade veut toujours sa guérison — car il en est peu qui la veuillent et ne courent point d'eux-mêmes à leur perte — le médecin pourra encore lui donner d'utiles conseils. S'il a le courage de lutter et de les mettre en pratique, il pourra échapper à l'obsession qui le poursuit et l'enlace.

Je ne conseillerais pas cependant, comme Ovide, d'essayer de la satiété. C'est un moyen trop dangereux, car la satiété est souvent lente à venir, et il faut au mal un prompt remède pour éviter les folies qu'il engendre. Conseiller à l'amoureux de passer dans les bras d'une autre femme, parce que

Secta bipartito quum mens discurrit utroque,
Altérius vires subtrahit alter amor,

me paraît encore un moyen périlleux. En voulant éteindre un incendie, on pourrait en allumer un autre.

Mieux vaut fuir.

I procul, et longas carpere perge vias

conseille Ovide.

Les voyages constituent quelquefois un ex-

7

cellent dérivatif. Si l'amoureux met une lon-
gue distance entre sa maîtresse et lui, il ne
succombera pas à la tentation de la revoir.
Rester près d'elle, c'est s'exposer presque
fatalement à une rechute, car on se garantit
difficilement du feu qui brûle une maison voisine. « Si nous sommes à jeun, dit Ovide,
nous avons peine à maîtriser notre appétit
devant une table bien servie; si nous sommes altérés, le bruit d'une source jaillissante
augmente encore notre soif. Il n'est pas facile
de contenir un taureau quand il voit une gé-
nisse, et toujours le coursier vigoureux hen-
nit à l'aspect d'une cavale. »

Et puis les voyages c'est le mouvement,
c'est la vie. Car il faut, par dessus tout, éviter
la solitude et l'oisiveté. « L'oisiveté fait naître
l'amour et l'entretient une fois qu'il est né :
elle est à la fois la cause et l'aliment de ce
mal si doux. Otez l'oiseveté et vous briserez
les traits de l'amour; son flambeau s'éteint et
n'est plus qu'un objet de mépris. Autant le
platane aime qu'on l'arrose de vin, le peuplier
d'une onde pure, autant le roseau maréca-
geux se plaît dans une terre limoneuse, autant Vénus aime l'oisiveté, »

Il en est un autre qui jouit d'un grand crédit et que je ne saurais trop reprouver : c'est l'ivresse.

Properce, vaincu et torturé par l'amour, invoque Bacchus. Ovide, bien plus réservé, ne néglige pas non plus d'appeler le vin à son aide.

Conseiller l'ivresse ! Mais c'est augmenter sûrement le mal. L'ivresse procure l'oubli, objectez-vous, et il faut que l'amoureux oublie. Oui, mais un oubli de quelques heures et à quel prix ? Combien triste et cruel sera le réveil, quand la mémoire en lambeaux ramènera un à un tous les souvenirs à la surface du cerveau !

L'ivresse, c'est encore diminuer la force de résistance du sujet, puisque l'alcool paralyse et annihile en quelque sorte la volonté.

Je connais un autre moyen beaucoup moins dangereux et beaucoup plus rationnel, qui procure l'oubli et permet aussi d'orienter l'effet de la volonté dans un sens déterminé, c'est la *suggestion hypnotique.*

Si les conseils échouent, si la suggestion est impuissante, il ne reste qu'un moyen : la séquestration temporaire.

Voici un jeune homme qui avait toujours mené une vie exemplaire. Il était l'orgueil et l'espoir des siens. Un beau jour, il s'est laissé séduire par les appas d'une drôlesse qui lui a pris et son âme et sa volonté. Pour satisfaire sa passion, il ruine sa famille, il piétine sur le cœur de sa mère, il s'avilira peut-être jusqu'à un mariage déshonorant avec une prostituée, il ira jusqu'au crime même. La juste colère et les menaces d'un père, les pleurs d'une mère, les conseils, puis les sévérités des amis, qui ont fait le vide autour de lui, rien n'y fait. Et vous direz qu'il n'est pas fou ! Et vous hésiteriez à le faire enfermer ! Mais alors ce serait approuver ses folies. Pour sauver ce jeune homme, pour sauver les siens de la honte et de la ruine, vous devez le faire séquestrer. La solitude, une vie calme et régulière finiront par faire taire les passions déchaînées. La raison reprendra le dessus, la volonté recouvrera ses anciennes énergies, l'obsession sera vaincue ; et, délivré, sauvé, il vous baisera les mains en pleurant, comme le naufragé au sauveteur à qui il doit son salut. (Dr Laurent.)

VIII

AVORTEMENT CRIMINEL

Les abus de l'amour conduisent souvent aux crimes, la femme veut jouir de la vie, l'enfant gêne, il faut l'éliminer.

L'avortement criminel est un acte secret, coupable dans la pensée de celui qui l'exécute comme dans celui de la femme qui le sollicite ou le souffre.

La loi franque admettait la rançon en argent pour l'avortement comme pour toute autre violence ; la compensation était de cent sols et de sept cents, si la femme succombait. Il en était de même chez tous les peuples de race germanique, Wisigoths, Bavarois, etc.

Plus tard, sous le régime féodal, ce fut le

gibet ou la confiscation totale des biens qui punit les mauvais traitements ayant pour suite l'avortement ou la mort d'une femme enceinte.

Les rois de France et leurs Parlements se montrèrent toujours impitoyables pour les crimes de ce genre; non seulement tout attentat à la vie de l'enfant, mais la simple célation de grossesse entraînait le dernier supplice.

En Lorraine, en 1711, un édit obligeait les femmes veuves et les filles enceintes à dire, sous la foi du serment, pendant les douleurs de l'enfantement, quel était l'auteur de leur grossesse.

On connaît là-dessus un édit porté par Henri II, en 1556 et confirmé par les ordonnances de Henri III, Louis XIV et Louis XV; il était ordonné aux curés d'en lire le texte aux prônes, et cela tous les trois mois.

Un tel excès de rigueur amena les protestations des philosophes, de Voltaire, de Rousseau, de Beccaria, leur émule d'Italie, et la Révolution anéantit cette législation féroce.

Le code de 1791 ne prononçait plus que vingt ans de fers contre « quiconque serait reconnu coupable d'avoir par breuvages, par violences ou par tous autres moyens provoqué l'avortement d'une femme enceinte ». Aucune peine n'atteignait la femme qui avait consenti au crime. Cette anomalie a disparu dans le code pénal, dont l'article 317 frappe de la réclusion, non seulement celui qui pratique ou tente de pratiquer l'avortement, mais la femme qui s'y prête.

La statistique a établi que le nombre des avortements, jugés en France, était à peu près stationnaire. Faudrait-il en conclure que l'avortement ne fait aucun progrès chez nous? Malheureusement non : le nombre d'affaires laissées sans poursuite augmente effroyablement, dans les grandes villes surtout et dans les agglomérations ouvrières. Les agents habituels du crime, ce sont, il faut bien le dire, les sages-femmes, celles surtout dont les réclames sont si tapageuses et les volets si bien clos. « Un des professeurs de notre École, rapporte le Dr Verrier, a dit, il y a quelques années en plein cours, qu'une sage-femme lui avait avoué faire en moyenne cent avortements par an... A cent francs au minimum, on peut déjà se rendre compte du chiffre ! Certes, cette sage-femme, comme trop d'autres de ses collègues, gagne plus à tuer des enfants qu'elle ne gagnerait à les mettre au monde, si on peut appeler cela gagner. »

Nous ferons remarquer, avec les docteurs Galliot et Lacassagne, que l'avortement criminel se produit en général vers les quatrième et cinquième mois et qu'ils sont plus fréquents en octobre, novembre, décembre, époques correspondant aux conceptions des mois génériques, mai, juin, juillet. Quant aux moyens employés pour procurer l'avortement, ils sont nombreux.

L'avortement provoqué dans un but criminel tombe sous l'application de l'article 317 du code pénal ainsi conçu : « Quiconque par aliments, breuvages, médicaments, violences, ou par tout autre moyen aura provoqué l'avortement d'une femme enceinte, soit qu'elle y ait consenti ou non, sera puni de la réclusion. La même peine sera prononcée contre la femme qui se sera procuré l'avortement à elle-même ou qui aura consenti à faire usage des moyens à elle indiqués ou administrés à cet effet, si l'avortement s'en est suivi. Les médecins-chirurgiens et autres officiers de santé, ainsi que les pharmaciens qui auront indiqué ou administré ces moyens seront condamnés à la peine des travaux forcés à temps, dans le cas où l'avortement aurait eu lieu. » Dans l'antiquité, l'avortement n'entraînait aucune pénalité, Aristode, le considère même comme permis. Il paraît d'ailleurs que les dames romaines avaient l'habitude de se faire avorter, afin, dit Montesquieu, que leur grossesse ne les rendit pas désagréable à leurs maris.

C'est ce que prétend Ovide : « Aujourd'hui, dit-il, elle s'abîme l'utérus, la femme qui veut rester belle, et elle bien rare, dans notre siècle, celle qui veut rester mère. »

Juvénal fait aussi allusion à cette odieuse coutume.

De nos jours, dit le Dr Witkowski, l'avortement est pratiqué publiquement en Amérique et en Angleterre, par des médecins attachés à des maisons spéciales. En France, la pratique de l'avortement pour être clandestine n'en est pas moins fréquente. D'après le professeur Pajot, les avortements seraient même plus nombreux que les accouchements, mais il est difficile d'établir une statistique certaine, attendu que les coupables sont intéressés à se taire. On ne connaît guère que les avortements révélés par des dénonciations ou par des accidents plus ou moins graves ; or, ils ne fournissent par an que vingt à vingt-cinq condamnations.

C'est habituellement du troisième au sixième mois que se font les avortements criminels. « Nous en connaissons, dit Tardieu, les préliminaires. D'abord la femme doute encore de sa grossesse ; puis elle espère, à l'aide de violents exercices ou de marches forcées, déterminer un avortement clandestin ; puis des signes certains se manifestent ; elle va trouver la sage-femme ou l'homme de l'art, indigne de ce titre, qui doit la « débarrasser ». Quelquefois son parti est pris, et un marché est conclu : elle sait, ou à peu près, ce qui doit se passer. Mais le plus souvent on ne s'explique qu'en termes vagues : on lui promet de « décrocher » ou de « faire couler » son enfant. S'étant déjà soumise plusieurs fois au toucher elle peut croire qu'il ne s'agit encore que « de la toucher » lorsque le doigt, introduit dans ses parties sexuelles, y dirige l'instrument et accomplit le crime.

Les substances *emménagogues* qui passent pour provoquer les règles, comme l'armoise, l'absinthe, le safran, l'ergot de seigle, la sabine et la rue, sont souvent employées pour provoquer l'avortement. Mais ces plantes n'ont jamais produit l'effet attendu, à moins d'être absorbées à doses toxiques, et dans ce cas, elles agissent à la façon des poisons. « Encore, dit Gubler, des doses considérables et longtemps répétées sont-elles demeurées sans résultats. Fodéré parle d'une femme qui pour se faire avorter, prit chaque matin, pendant vingt jours, une centaine de gouttes d'huile volatile de sabine, et accoucha à terme d'un enfant vivant. » Marion Delorme, d'après un de ses biographes mourut à trente-neuf ans après avoir pris une trop forte dose d'antimoine pour se faire avorter.

IX

LES SAGES-FEMMES

Nous venons, en parlant d'avortement criminel, de dire quelques mots sur les sages-femmes, nous devons donc maintenant indiquer ce que sont ces femmes qui, appelées à jouer un si beau rôle près de la mère en mal d'enfant, le dénature malheureusement trop souvent et empiètent sur les prérogatives du médecin.

Dans son tableau de Paris, publié à la veille de la Révolution, l'observateur Mercier nous peint comme suit les sages-femmes de son temps : « Quand une fille est devenue mère, elle n'avertit personne malgré l'édit de Henri II. Elle dit qu'elle va à la campagne ;

mais elle n'a pas besoin de sortir de la ville,
même du quartier pour se cacher et faire ses
couches. Chaque rue offre une sage-femme
qui reçoit les filles grosses. Un même appartement est divisé en quatre chambres égales
au moyen de cloisons, et chacune habite sa
cellule et n'est point vue de sa voisine. L'appartement est distribué de manière qu'elles
demeurent inconnues l'une à l'autre pendant
deux ou trois mois; elles se parlent sans se
voir.

« On ne peut forcer la porte d'une sage-
femme que par des ordres supérieurs. La
fille attend là le moment de sa délivrance;
un mois ou six semaines, selon qu'elle a bien
ou mal calculé.

« Elle sort après la quinzaine et rentre
dans sa famille et dans la société. Elle a pu
accoucher dans une rue voisine, voyant de
sa fenêtre celles de son père, sans que celui-
ci s'en doute; et voilà ce que la province ne
saurait concevoir.

« La sage-femme se charge de tout, présente l'enfant au baptême, le met en nour-
rice, ou aux Enfants-Trouvés; selon la fortune du père ou les craintes de la mère,

Combien ces réduits secrets ont-ils vu de malheureuses et tendres amantes, quelquefois trahies, abandonnées, et mouillant de leurs larmes tardives leur couche solitaire ! Quelle situation affreuse que celle de la jeune beauté qui, pressée entre le remords, le désespoir et la honte, paie avec usure un moment de faiblesse ! Elle ne peut nommer ni son amant ni son fils en les chérissant tous deux ; fugitive de la maison paternelle, elle se trouve isolée dans cette immense ville, et obligée de vendre des petits bijoux pour obtenir le lit où elle déposera le fruit de ses amours.

« On la cherche de tous côtés ; elle ne sortira de cette prison clandestine que quand elle pourra reparaître. La faute sera oubliée et même pardonnée, pourvu qu'il n'y ait point de publicité.

« Ces sages-femmes tirent le plus d'argent qu'elles peuvent des infortunées qui viennent chercher leur secours ; ils ne sont pas désintéressés, il n'en coûte guère moins de douze livres par jour.

« On a vu plusieurs filles assez habiles pour cacher leur grossesse jusqu'au dernier instant, assez heureuses pour accoucher promptement, assez intrépides pour revenir dans leur foyer domestique sans éveiller les soupçons de leur père, mère, frère et sœur. Quel inconcevable chef-d'œuvre d'habileté, de présence d'esprit et de courage ! Ainsi les sages-femmes sauvent la réputation des amantes infortunées, elles sont vouées à la discrétion ; le plus souvent, il est vrai, elles ne connaissent pas les personnes qu'elles accouchent. L'enseigne d'une sage-femme est parlante ; elle offre une femme portant un nouveau-né. Sans décrier une maison, cette enseigne empêche que des demoiselles bien nées y viennent demeurer, parce que ce voisinage paraîtrait trop commode aux yeux de la malignité. La fille prend la peine, quand l'accident lui arrive, de traverser la rue, et alors tout est dans l'ordre.

« Le prêtre qui baptise est accoutumé à voir arriver la sage-femme, et il distingue ainsi du premier coup d'œil l'enfant de l'amour de l'enfant de l'hymen. Les droits du prêtre ayant été fraudés, il punit le fils de l'infracteur dans l'extrait baptistaire, et le déclare enfant naturel, c'est-à-dire bâtard,

Qui voudra écrire des anecdotes singulières, intéressantes, piquantes, savoir et le bien et le mal que l'amour fait dans ce monde, toutes les ruses qu'il invente, toute la force et tout le courage dont il est susceptible, qu'il fasse la connaissance de quatre ou cinq sages-femmes; il apprendra des aventures uniques, presque incroyables, et les noms des personnages y manquant, le lecteur sera intéressé, sans que les acteurs soient trahis.

« Ce qu'il y a de plus remarquable, c'est de voir quelquefois la fille d'une sage-femme servir sa mère dans des fonctions qui réveillent certaines idées, et, au milieu de tant d'exemples de faiblesse, conserver sa chasteté intacte. Si elle tombe dans le piège, ce ne sera pas faute d'avoir eu sous les yeux des motifs propres à la retenir sur le bord du précipice.

« Plusieurs filles qui ont visité plusieurs fois l'appartement obscur et impénétrable de la sage-femme, n'en trouvent pas moins un époux, en jouant le rôle d'Agnès, rôle que presque toutes les filles et même les plus sottes possèdent par instinct.

« Puis, dans cette ville immense, qui peut

conter l'histoire de tel ou tel individu? Le changement de quartier suffit pour dérouter le plus habile, le plus curieux investigateur.

« Les filles pauvres et sans ressources vont faire leurs couches à l'Hôtel-Dieu; on les y reçoit dès le sixième mois. Cette partie de l'administration est très bien soignée; rien ne manque à ces femmes de ce qu'exige leur état. Les maîtres de l'art y inspectent journellement la manière dont elles sont traitées jusqu'à leur parfait rétablissement. La chose vue en grand me paraît exempte de reproches.

« Ces sages-femmes qui reçoivent toutes celles qui se présentent, sans s'enquérir de leur nom et qualité, et l'hopital des Enfants-Trouvés font que l'infanticide est un crime inouï dans la capitale. Ce forfait n'était pas rare avant ce sage établissement, et voyez s'il n'est pas plus commun en Suisse que dans toute la France.

« L'édit de Henri II est tombé en désuétude, et sur cent filles qui accouchent clandestinement, à peine il y en a-t-il une seule qui sache qu'une vieille loi la condamne à la mort pour n'avoir pas révélé sa grossesse,

« On compte à Paris deux cents maîtresses sages-femmes ; il y naît environ vingt mille enfants : divisez. »

Aujourd'hui, les sages-femmes reçoivent un rudiment d'instruction médicale. A Paris nos aspirantes sages-femmes sont instruites dans deux écoles ; les unes restent internées à la maternité, un an ou deux ans, à leur gré : les autres sont libres et suivent un cours théorique à la clinique des accouchements ; elles passent, en outre, un jour et une nuit par semaine dans les salles de cet hôpital, pendant neuf mois.

Ce temps d'étude est pour quelques-unes utilement employé mais en général le niveau intellectuel et scientifique laisse beaucoup à désirer.

Les études de la sage-femme ne lui donnent aucunement les moyens ni le droit de traiter les maladies de leur sexe et de donner des consultations.

Où ont-elles fait les études que demandent ces cas toujours délicats ? Comment, sans crainte, osent-elles annoncer nettement, par

leurs enseignes cette infraction, opérer et
médicamenter au hasard les personnes
naïves ou trop pudiques qui se confient à
elles ?

Le Dr Barry explique, avec esprit, cette
tendance de la sage-femme à se substituer,
en toute occasion, au médecin : « Créée pour
assister à la sortie des mortels qui font leur
entrée sur cette vallée de larmes, son rôle
devait se borner là. Mais que nenni ! de déductions en déductions, la Lucine moderne
s'est dit : ayant des droits sur le contenu, je
puis, je dois en avoir sur le contenant : la
matrice ; j'en ai donc sur le porteur du contenant : la femme. Et toujours par déduction,
eu égard sans doute a la relation lointaine,
immédiate ou médiate qui existe entre ce
contenu et l'auteur de ce contenu, elle s'est
arrogé le droit de médeciner l'auteur du contenu : l'homme.

« De là à traiter n'importe quoi : rhumes,
coliques, rhumatismes de la plus belle et de
la plus laide moitié du genre humain, il n'y
avait qu'un pas ; ce pas a été franchi. Voilà
comme madame Placenta, sage-femme jurée,

traite les maladies des femmes, des hommes, des enfants, etc., etc. D'où je conclus que sage-femme et femme-sage ne sont point deux termes synonymes. »

X

LES FILLES-MÈRES

Les abus de l'amour nous conduisent ainsi à parler de la fille-mère.

Tout ce que nous avons dit dans un précédent volume sur le rôle de la mère, suppose à celle-ci une situation légale. Le mariage est la base de notre société; en dehors de lui on ne connaît la plupart du temps que des abus, que nos lois cherchent à réprimer. Aussi la situation des filles-mères est-elle des plus précaire sous notre législation. Sans doute, on renonce à sévir contre les écarts de conduite qui n'intéressent pas des tiers; sans doute, nous n'avons plus de peines légales contre les filles qui ne déclarent pas leur grossesse; mais les droits attribués à l'enfant naturel reconnu sont presque nuls, et, par une étrange anomalie, qui a la prétention d'être morale, il ne peut même hériter que dans certaines limites dont les étrangers sont affranchis, des biens disponible de ses parents.

La fille abusée est exemptée aujourd'hui d'une déclaration de grossesse; elle est, dans certains cas, soumise à une formalité qui n'est guère moins humiliante et qui amène des suites non moins graves : si elle ne peut garder l'enfant qu'elle a eu le malheur de mettre au monde, elle doit depuis la suppression des tours, pour le faire admettre dans un hospice, en faire la demande au bureau et déclarer le nom de la mère.

Nous devons dire, que ces formalités ont la prétention d'être essentiellement morales et de prévenir la débauche. Il y a aussi dans ces mesures si pénibles, une intention de répression.

De répression ! est il bien sûr qu'il y ait à réprimer ? La société qui punit, est-elle convaincue qu'elle n'est pas elle-même le premier coupable ?

Ecoutons M. J. Simon, qui a peint d'une manière saisissante la pente qui conduit au vice : « Toutes les autres femmes autour d'elles ont un amant, personne n'en rougit ; la misère sert d'excuse à celles qui ont encore besoin de s'excuser. Les romans, qu'elles se passent de main en main et qu'elles dévorent avec avidité (c'est une de leurs passions comme celle de l'ivrognerie pour les hommes), traitent l'adultère de peccadille ou même (car on ne s'en fait pas faute) l'exaltent comme une vertu. On a beau travailler tout le jour dans un grenier, on est jeune, on est Parisienne, on sait ce qui se passe à deux pas de soi. Quand la jeune fille après avoir attendu la nuit pour ne pas perdre une heure de lumière, et pour ne pas être vue dans ses haillons, va reporter son ouvrage en tremblant, qu'on lui fasse une retenue ou qu'on remette le paiement à un autre jour, tout le luxe du monde lui entre à la fois dans les yeux. Les vitrines ruissellent de diamants, les plus coquettes parures appellent ses regards de Parisienne et de connaisseuse. Elle voit passer dans leurs équipages et dans leurs splendides toilettes les héroïnes du vice. Les théâtres, les bals publics, les concerts lui envoient des flots de musique par leurs portes béantes.

Si elle n'a ni famille ni religion, qui la retiendra? Qui donc lui apprendra, entre la misère et le luxe, à préférer la misère? Elle n'a pas même besoin de chercher ni d'attendre une occasion. Non, non, elle a la fortune sous la main; elle se sait maîtresse d'opter, à chaque minute, entre l'excès du plaisir et l'excès de la souffrance. Tous les hommes ne sont-ils pas acheteurs? Est-ce qu'elle en doute? Est-ce que nous méritons qu'elle en doute? Et tous les bals de barrière ne s'ouvrent-ils pas gratuitement pour les femmes? Est-ce pour rien que la débauche élégante a son quartier à elle dans la capitale? qu'on cite dans le monde entier nos jardins publics, nos bals d'été et nos bals d'hiver? qu'on a fait tout un théâtre et toute une littérature pour décrire les mœurs de nos courtisanes, et pour exalter ce qui leur reste de vertu? Quand les filles d'atelier voient ces triomphes du vice, est-il possible que leur âme reste pure, et qu'elles ne fassent pas, dans le secret de leur cœur, ces mêmes comparaisons qui poussent les hommes à la haine et à la révolte et qui les précipitent, elles, dans la débauche? »

Et pourtant, il faut bien le dire, M. J. Simon, dans cette page qui nous montre ces malheureuses sous un jour si dignes de pitié, ne nous a parlé que des moins excusables. Combien de filles rangées, modestes, prudentes jusque-là, ont été séduites, non point par le luxe, par la toilette, par le plaisir, mais par un amour sincère, profond, pur à son début, dont un malhonnête homme a indignement profité, et cela avec d'autant plus de sécurité qu'il sait que le monde, indulgent pour ces hontes, ne lui retirera pas son estime, que la justice elle-même, étrangère à de pareils attentats, refuse d'autoriser la recherche de la paternité! Seule, privée de ses parents, quelquefois abandonnée par eux, repoussée et méprisée de tous, incapable de pourvoir à la subsistance de son enfant qui lui lie les bras au moment même où elle devrait travailler pour deux, que fera la jeune mère? Quelques-unes, moins aimantes, se résignent à abandonner leur enfant à la charité publique; d'autres, ne pouvant se ré-

,soudre à se séparer du fruit de leurs entrailles, trouvent le secret effrayant et sublime en soignant leur enfant le jour et en travaillant la nuit, d'élever une créature humaine; d'autres, hélas! beaucoup . trop nombreuses, acculées à une impossibilité, prennent un épouvantable parti.

. Ecoutons cette déclaration d'une de ces malheureuses, rapportée par la *Gazette des Tribunaux :*

« J'étais servante depuis deux ans; je suis devenue enceinte; comme j'approchais du terme de ma délivrance, mon maître me donna congé avec mes gages, qui allaient à 35 francs. Je me rendis à Limoges chez une sage-femme.

« Le 22 décembre, j'accouchai chez cette sage-femme d'une fille. Dès avant mes couches, j'avais une forte inflammation. La montée du lait ne s'étant pas faite, je n'ai pu donner le lait à ma petite fille. La sage-femme avait fait baptiser mon enfant. Comme je n'avais pas de lait du tout et que j'étais toujours malade, la sage-femme m'a présenté ainsi que mon enfant à l'hospice de Limoges : on nous a repoussés. Comme je n'avais plus d'argent, la sage-femme m'a déclaré le 28 décembre dernier, qu'elle ne pouvait pas me garder plus longtemps. J'ai donc été obligée de sortir de chez elle, et j'en suis sortie le jour même entre midi et une heure, emportant mon enfant avec moi. Jusque-là, elle avait été nourrie avec de l'eau sucrée; depuis ce moment jusqu'au lendemain soir que la petite est morte, elle n'a plus rien pris, ni moi non plus. Je n'avais rien à lui donner. Le 28 décembre, la nuit, je m'arrêtai à un village, et je demandai à une maison où j'entrai à y être reçue pendant la nuit par charité. Il faisait bien froid. Comme on n'avait pas de lit, on me permit de passer la nuit dans la bergerie avec mon enfant. C'était de pauvres gens, et je n'ai rien osé demander pour mon enfant.

« Le lendemain matin, je continuai ma route. Je passai encore la journée sans rien manger, n'osant pas demander la charité; je marchai très difficilement, et je n'arrivai que vers neuf heures du soir, portant toujours mon enfant dans mes bras. Nous étions tous deux transies de froid; alors la tête n'y était plus. J'ai étranglé mon enfant et je l'ai jetée dans un puits qui se trouvait près de la route. Je voulais me tuer aussi, mais le courage m'a manqué. »

Quelle sentence rendit le jury? Après cinq minutes de délibération, Jeanne V... fut acquittée à l'unanimité.

Non coupable! dit le jury; ne pouvant méconnaître le fait, ces honnêtes bourgeois se refusèrent à y reconnaître un crime. Ou plutôt, disons-le : en présence de la société qui osait réclamer le châtiment d'un crime qu'on pouvait lui imputer, ils se refusèrent à reconnaître à la société le droit de punir le mal qu'elle avait commis elle-même.

Un jour cette grande et difficile question des filles-mères se présenta devant la Convention, qui la résolut par le décret suivant :

« Toute fille qui, pendant dix ans, soutiendra avec le fruit de son travail son enfant illégitime aura droit à une récompense publique. » La grande et austère assemblée ne craignait pas, comme les législateurs qui l'ont suivi, d'encourager le vice en reconnaissant par un décret ce qu'il y a de grand et de sublime à remplir, les devoirs de mère pour celles qui en avaient inconsidérément le titre.

Conclusion : la fille-mère honnête mérite assistance et respect.

TABLE DES MATIÈRES

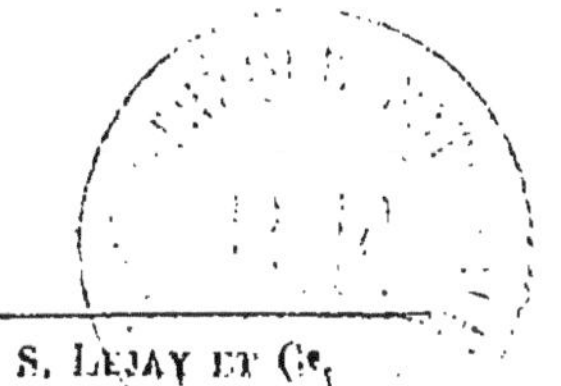

Imprimerie de Poissy. — S. Lejay et Cie.

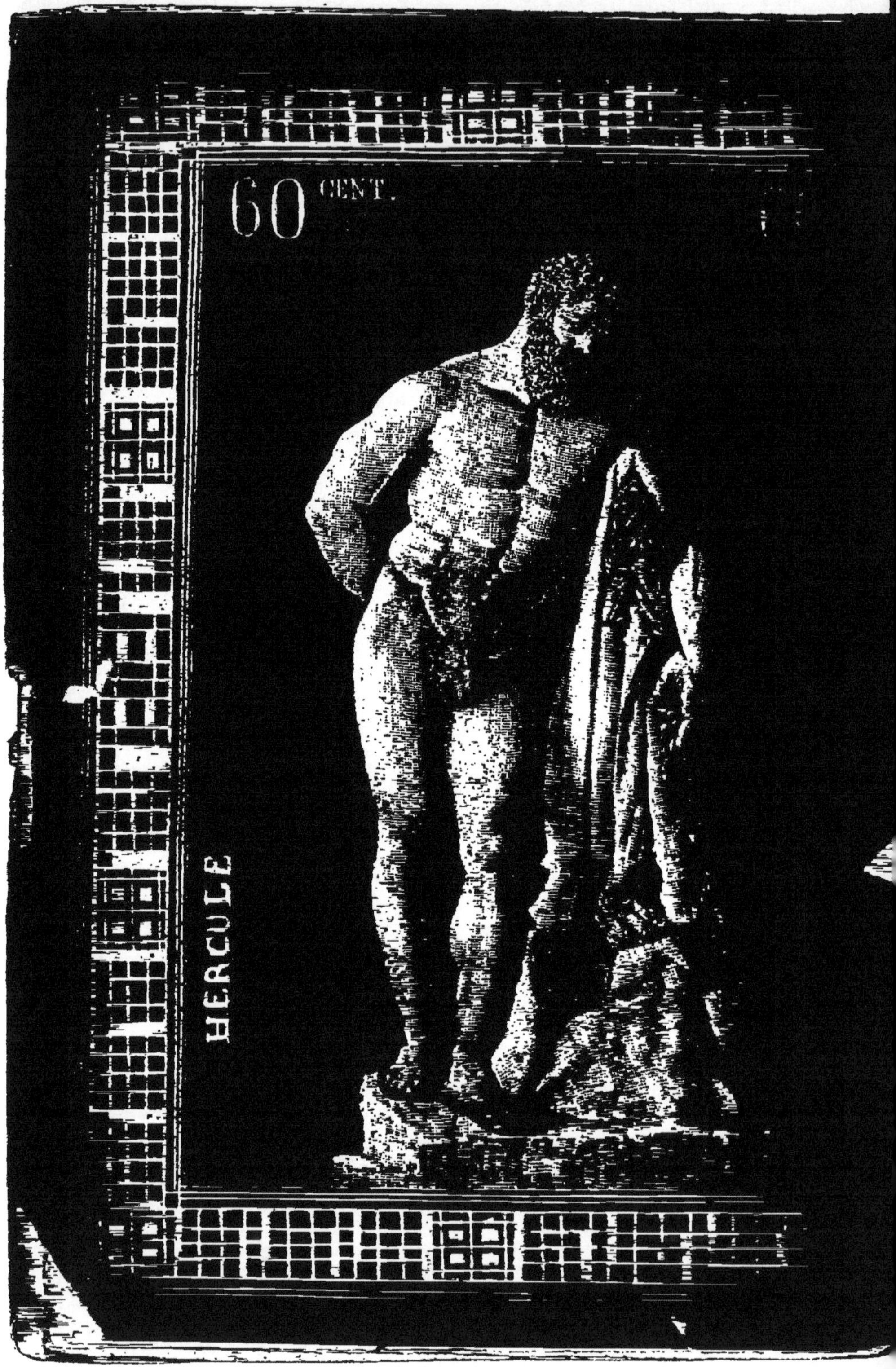

60 CENT.
HERCULE